シャボットあかね

生きるための

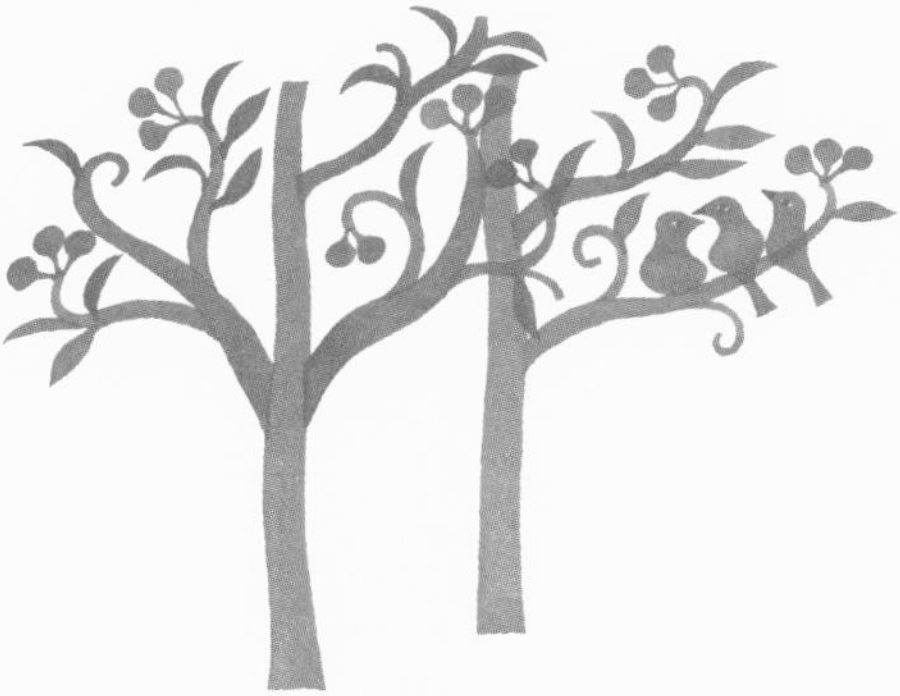

安楽死

オランダ・
「よき死」の現在

日本評論社

はじめに

世界中から、安楽死大国のように見られているオランダ。二〇一九年のオランダにおける安楽死の件数は六三六一件、総死亡数の四・二％。

もしオランダで安楽死が認められていなければ、自殺率は今より高くなっていただろうといわれます。ちなみに二〇一八年の一〇万人当たりの自殺者数は、オランダは一〇・六人、日本は一六・三人。

オランダだから、安楽死が可能だからといって、誰でも安楽死を「注文」できるわけではないし、この国のすべての人たちが安らかな最期を迎えているわけでもない。けれど五〇年近く、行きつ戻りつしながらも、オランダ社会ではオープンに、安楽死を含むエンド・オブ・ライフについて話し合ってきました。

一九七〇年代に安楽死の枠組みが形成されるようになってきた頃、外国では「オランダは緩和ケアがなってないから安楽死があるのだ」とか、「知らないうちに殺されてしまうおっかない国」などの中傷が飛びかいました。

そうではないことを証明するために、オランダは緩和ケア先進国になったし、実情を裏づける調査やデータの多いこと、多いこと。安楽死を認めるためには、何が安楽死であって、何がそうでないかをはっきりさせる必要があった。それで、安楽死だけではなく、生命を短縮させる可能性のあるあらゆる医療処置の調査もバッチリ。

初めは、安楽死は終末期の、身体疾患をもつ人たちだけが対象でした。議論が始まってから半世紀を経た今日、終末期ではないけれど難病を抱えている人たち、若者を含む精神疾患の人たちや認知症の人たちも、「見通しのない耐え難い苦しみ」がある限り安楽死を検討することができます。そして今、議会で審議する予定となっているのは、一〜一二歳の子どもの安楽死。「そらみろ、いったん安楽死を許せば、滑り坂で、どんどん範囲が広がってしまう。だからもともと始めるべきじゃないんだ」という見方もあります。けれど一般にオランダ人は、社会が変われば、慣習や法律も変わるのは当たり前と思っています。安楽死の新しい展望が現れるたびに、社会的に議論が生じても、安楽死制度を導入して大間違いだったと考える市民はマイノリティのうちのマイノリティ。

この本は、安楽死についての前著『安楽死を選ぶ──オランダ・「よき死」の探検家たち』(二〇一四年)の続編のつもりです。少し復習はしますが、オランダの安楽死・自己安楽死の歴史、法制度、家庭医制度、安楽死以外の生命を短縮する可能性のある医療処置については、前著をお読みください。安楽死を実施した医師の気持ちや文化的な背景もそちらに書かれています。

本書ではその後の動きや、宗教の影響などのテーマをカバーします。二〇一九年一一月に京都で起きた「ALS患者嘱託殺人事件」も、一つの糸口。

この国の安楽死の歴史と同じくらいの年数、私はオランダに住んでいます。住めば住むほど、オランダって面白い国だなと、感心したり、驚いたり、あきれたり。安楽死事情の探検は、オランダ社会を知る究極の切り口に違いないと思います。

生きるための安楽死　オランダ・「よき死」の現在

目次

第1章　生きるための安楽死

安楽死のおかげで金メダル

安楽死は、決して、死にたい人だけが選ぶものではありません。生きたい、生きたい、けれど、このようにしては生きていけないという人が、ぎりぎりまで生きるために選ぶもの。

二〇一二年ロンドン・パラリンピックで金メダルと銀メダルを勝ち取った女性車椅子レーサー、マリカ・フェルフォート（一九七九〜二〇一九、日本でよく用いられる表記はマリーケ・フェルフールト）は、「ディースト村の野獣」や「ヴィレミ」などの愛称でも親しまれていました。四年後のリオデジャネイロ・パラリンピックでは、引退みやげとして銀メダルを獲得。

車椅子と一体になって、弾丸のように突き進む姿。勝者として片手を挙げながらファンの歓声に応える大きなスマイル。強烈なパワーの持ち主。スポーツウーマンとしてあらゆる栄誉に浴し、成功を重ねた人。重い身体障害をもっているとはなかなか認識できないくらい、エネルギッシュな人でした。

そのマリカの姿は、彼女自身による安楽死の要請が認められていたからこそ、可能だったのです。

筋力が衰える進行性の脊髄の病気は、マリカが一四歳のとき発症し、年月を重ねるごとに悪化していきました。二〇一六年のリオ・パラリンピックの頃には視力もかなり落ちていました。激しい痛みを伴う痙攣と麻痺の発作。モルヒネとバリウムを持続的に使用することで、ようやくマリカは毎日を切り抜けることができていたのです。

リオ・パラリンピックの約一〇年前、マリカは自殺を考えていました。「もう耐えられない。今すぐ死にたい」という願いを、がん医療と緩和ケアが専門のヴィム・ディストルマンス医師に訴えると、彼は安楽死の可能性をマリカに教えました。

二〇〇八年、三人の医師によって安楽死要請が認められ、自分で決めたときに安らかに死ぬことができると保証されると、マリカは大きな心の安らぎを得ました。それからはパラリンピックなどに向けたきついトレーニングに耐えられるようになり、数々の栄光に輝きました。

安楽死が約束されたという心の安らぎがあるからこそ、よい人生を送ることができるのだ、と語ったこともあったマリカ。

「安楽死など安易な考え方」という批判者に実情を知ってもらうために、彼女はドキュメンタリー番組に協力し、夜中もカメラをまわし続けることに同意しました。

日中は介助犬ゼンを車椅子の横に従わせて、スパークリングワインのカヴァを飲みながら、友人たちと会話を楽しむことができる。それでも、毎日痛い経管法で病状を確認しなくてはならない。

発作が起こるのは必ず、看護師と友人がつきそっている夜間。カメラがまわった晩も、激しい痛みを伴う痙攣の発作がありました。吠える野獣のように泣き叫び、痛みに打ちのめされ、のたうちまわるマリカ。それは壮絶な地獄絵図そのもの。

二人の介助者に交代で抱きしめてもらって、その晩はようやく午前四時に眠りにつくことができたけれど、一〇分も眠れない日もあるとのこと。

それでも翌朝は一一時からトレーニング。

厳しいトレーニングは、自分の状態に対する怒りとフラストレーションを忘れさせ、終わった後、ましな気持ちになることもあるけれど、あまりの痛さに気を失ってしまうこともある。トレーニングによって体調がさらに悪化して、やはり身体に大きな負担をかけていると身に染みて感じる日もある。

身体状態の悪化がトレーニングを続けることを許さない段階になって、マリカはリオ・パラリンピック中に記者会見を開きました。大会後、マリカは安楽死をするという誤報が流れていたので、世界各国からメディアがこの記者会見に押し寄せました。

記者会見の席でマリカは、大会後スポーツから退いて、家族・友人たちともっと多くの時間を過ごしたいと話しました。

「安楽死を殺人と思っている人たちがいるけれど、そうではないということをぜひ知ってもらいたい」とマリカは訴えました。

「もし安楽死がなかったら、私はとっくに自殺していた。その自殺が失敗だったらどうなっていたか……。考えるのもおそろしい」

マリカの大きな夢とは、東京パラリンピックを観戦すること。その夢は果たせなかったけれど、愛犬ゼンと友人の看護師と一緒に、二〇一七年に日本を訪れることができました。

入院を繰り返し、弱り果て、うつろな目になりながらも、退院すれば、強烈な鎮痛剤によって痛みに耐えられる数時間を利用して、屋内スカイダイビングにチャレンジ。スピード狂らしく、レース場でぶっ飛ばすランボルギーニに乗り、自伝の出版を見届け、自分のミュージアムができる見通しも立った。

人生でやりたかったことを次々と実現させてから、介護を受けることができる自宅の「寄りかかりアパート」で、マリカは安楽死を実施してもらうことにしました。その決定は、要請が認められてから一一年後。マリカは四〇歳になっていました。

よくあることなのですが、マリカも安楽死の実施日が決まると、不思議に平穏な落ち着きに満ちていたそうです。

生を終える数時間前、彼女は次々と訪れる友人一人ひとりに挨拶しました。生まれたばかりのベイビーを抱いた妹に対面し、最後に部屋に残ったすべての人たちに深い感謝を表したマリカ。まだ二〇代の無名時代、ひたすら自殺を考えていた彼女に、安楽死について教えたディストルマンス医師も、そのなかの一人でした。片時も彼女のそばを離れなかった愛犬ゼンと、ゼンが一匹で残されないようにとマリカが数年前から飼い始めたマズルがそこにいたのも、もちろんです。

カヴァをもう一杯飲んでから、両親の腕のなかで亡くなったマリカ。

娘には生き続けてもらいたかった両親も、マリカの決定を尊重しました。「死ぬというより……娘は眠りについたようでした。目を覚ますなり、あのむごい痛みに直面しなくてもよい眠り。安楽死があってよかったと思いました」というのは、母オデットの言葉。

ドリオンのピル

マリカ・フェルフォートはベルギー人で、オランダとの国境近くのフラマン語（オランダ語）圏に住んでいました。ベルギーは二〇〇二年に、当時すでに三〇年の歴史があったオランダの安楽死制度を、ほぼそのまま導入しました。

マリカは深刻な身体的疾病をもった若い人のケースですが、重い病気・障害があってもなくても、高齢者にとって、安らかな死は大きな関心事です。

オランダでは一九九一年に、法学教授で元最高裁判所判事だったハウブ・ドリオンが、全国紙に「高齢者が欲する自己決定の死」という記事を書いて大反響を呼びました。

ドリオンいわく、「多くの高齢者にとって、彼ら自身が最適と思うときに、受容できる形でこの世から去ることのできるピルを入手できるとすれば、それは至福以外の何ものでもないと私は信じて疑わない」。

その日から今日まで、「ドリオンのピル」という表現は、高齢者が自分自身で決めたときに安らかに死ねる方法のシンボルとなって、オランダ社会でよく耳にします。もちろん「ドリオンのピル」という名の薬物はなく、これは架空の薬です。

原因がわからない慢性的な苦痛に悩む男性が、ドリオンのピルではないけれど、致死薬を入手してから一〇年以上病気と闘うことができたという事例を、前著『安楽死を選ぶ』で書きました。毎晩薬の瓶をさわって安心して眠りにつき、結局使用することなく亡くなったというケースです。

安楽死の二つのプロセス

安楽死とは、生命を終結させる行為だけを指すわけではありません。安楽死には、安楽死トークと安楽死の実施という二つの過程があり、それぞれ別の体験となります。生命を終わらせる行為そのものは、長いプロセスの最後の最後にくる部分で、要する時間はほんの数秒から数分。

安楽死のプロセスの大部分を占めるのは、安楽死トーク、つまり死を視野に入れるようになった患者とその家族や友人、それに家庭医をはじめとする医療者たちとの話し合い。

本人が死を望む気持ちを表したのなら、周囲の人たちは、それがケアの充実を求めるSOSではないことをまず確認する。その次に確認すべきことは、患者の死の願望は、決して不自然でもなければ、医療の敗北でもない、周囲の献身が足りないせいでもないということ。

死の願望を捨てるように誘導せず、周囲の人々はひたすら本人の気持ちを聞くことが重要です。

「まわりの人たちがこれだけ一生懸命あなたの面倒をみてあげているではないの」とか、「あなたと同じような状態の人たちだって頑張っているのだから、あなたも頑張りなさい」などとは間違っても口にしない。そのようなことを口走れば、本人の日常生活の最も重要な部分となってきた死の願望を持ち出せなくなってしまうのは確実。周囲の人は自分の意見を振りまわさず、素直に患者本人の話に耳を傾ける。

そのようにして始まる安楽死トークのプロセスは、患者にとって、生きてきた意義や自分のアイデンティティを振り返り、直面している苦しみに言葉を与え、まわりの人たちとつながっているという社会的な存在感を確認できる機会となります。医療者や家族にとっては、患者とのつながりを深め、患者が生から死へと移行する様子の目撃者となる機会。

最初は「好きな絵が描けなくなったら死にたい」と宣言していた人が、安楽死要請を認められ、自分が決めたときに安らかに死ねるというクッションを手にすると、絵が描けなくなったらコラージュを始め、それができなくなったら、生まれて初めて俳句を詠むようになった。けれどそのうち、愛する人たちとふれあうなかで自分の一部がすでに死んでいるような感覚を抱き、まわりの人たちも本人の一部が消えつつあると感じたときに、安楽死の実施を医師に求めたというケースもあります。

死へ歩み寄っていると意識する前、安楽死の実施を頼む前に、自然死で亡くなってしまうこともあります。

対話の大切さ

私のように、健康なうちから、人生の終末をどのように迎えたいか・迎えたくないかを、安楽死も選択肢に入れて家庭医と話し合う人たちもいて、その段階は「安楽死の一般要請」と呼ばれています。「一般要請」をした人の一〇分の一程度が、具体的に家庭医あるいはそのほかの主治医に安楽死を要請する状態になり、実際に安楽死という形で死ぬのは、またそのうちの三分の一程度。

多くの人たちにとって安楽死は、それについて話すだけで終わってしまうわけです。けれどそれが緩和ケアやグリーフケアにもなるし、医療者にとっては、患者を全人的に看ることができたという充実感をもたらすようです。

たとえ安楽死は選択肢に入っていなくても、人生の終わりにさしかかったとき、本人にとって大切な人々との対話があれば、よき死につながるはず。

家庭医を目指す医学生が終末期患者ケアについて学ぶために、『コンタクト』というビデオが制作されました。これはライデン市のある家庭医と八〇歳の終末期患者とのやりとりを、九週間密着取材して撮影した四〇分間のドキュメンタリーです。この映像が浮き彫りにするのは、中心となるのは医療技術ではなく、医師と本人やまわりの人たちとの何気ない対話であるということ。

安楽死は本人の要請を必須とする計画的な死で、まわりの人や医療者たちとの対話が必然となるために、「よき死」となる可能性が高くなるのかもしれません。

「日本人は話し下手だから、気恥ずかしくって、自分の死や家族の死についてなんて話し合えないよ」というのであれば、ある人から聞いた「菓子箱作戦」を伝授します。

ある三世代家族の一番年長者の、まだけっこう元気なおばあさんは、家族の揃った席で「私が死んだら、タンスの上に置いてある箱を開けておくれ」と言い渡しました。

その箱とは、和菓子が入っていた空き箱のこと。別に鍵がかかっているわけでも、隠してあるわけでもないから、簡単になかの紙を読むことができる。おばあさんが自分の希望する終末期や葬儀の形について書いたその文書を、家族の誰もがこっそり読んでいて、そのうち将来のお葬式について相談したり、それとなく本人に確認したり。これも立派な対話。

オランダ人でも、話し下手な人はいますよ。同じ部屋にいても、ｉＰａｄで「もう死にたい」と妻に伝えた男性もいました。

第2章　オランダの安楽死制度
――京都「ALS患者嘱託殺人事件」から見る

死について、真剣に話し合えるか

ALS（筋萎縮性側索硬化症）患者であった五一歳の林優里さんの依頼に応じて、SNSで知り合った二人の医師が、林さんの生命に終焉をもたらしたという、二〇一九年一一月に京都市で起きた「嘱託殺人事件」。

まず私のこころに浮かんだのは、「このような医師たちに頼らなくてはならなかったとは、なんとお気の毒な」。

林さんとこの二人には面識がなかったこと、彼らは医師とはいえ「ドクター・キリコ」に強く惹かれていたというように、死に対する関心に普通でない面があったこと、さらには一〇〇万円以上のお金を受け取っていたことなどで、林さんに同情しただけとはいえないところが、いやな後味を残した事件。それまでの日本のいわゆる安楽死事件とは、どこか違う、異質。これは私だけでなく、大勢の人たちの印象だったはずです。

お金だけ受け取って、約束の日に彼らが姿を現さないということくらい、ありえた。あるいは彼らが投与したのが適切な致死薬でなく、林さんが待ち焦がれていた死に至ることができず、すでに壮絶だった苦しみをさらに悪化させることになってしまっていたら……。想像することすらためらってしまう。

周囲の人たちの想いをないがしろにすることはできないけれど、林さん自身は必死に求めていた死を得られたのが、ある意味では慰めだった。そう思わずにいられませんでした。

いろいろな情報を集めてから形になってきた私の認識はこうです。林さんは献身的なケアチームによって、考えうる最高のケアで支えられていた。愛する人たちもいた。それにもかかわらず真摯に、持続的に死を願っていた。林さんが直面していた、まったく絶望的な状況を考えれば、彼女の死の願いは、私には理解できるものでした。

オランダ人になってしまった私から見ると、林さんの悲劇は、彼女を愛し、支援し続けてきた人たちと、死にたいという気持ちについて正面から語り合えなかったこと。父親は娘が死の願望を抱いていたことを知らなかったようですが、まわりの人たちは林さんが「死にたい」と言っていることは承知していた。それでも彼女の死の願いについて、誰も深入りしなかったようでした。

日本では、死の願望は、孤独だから、ケアが十分でないから、患者の立場が尊重されていないからというような理由で、一種の「負け」あるいは「間違い」のように捉えられている。そういった点さえ改善すれば死の願望はなくなるはず。あるいは、生命は天からの賜り物だし、家族の気持ちも考えるべきだと信じられているから、「死」そのものについて真剣に話し合おうとしないのかもしれません。

五〇年ほど前までは、オランダもそうでした。今でも、患者が死を欲することを「負け」と捉える（とくに若い）オランダの医師もいます。

もし林さんが死の願望について、親しい人たちと心ゆくまで語り合えていたら、たとえば父親の気持ちを尊重して、死を延期あるいは取りやめにしていたかもしれない。

極端な肉体的・精神的な苦しみの毎日だったし、意志の強い林さんのこと、今すぐにでも死にたいという気持ちは揺るがなかったとしても、愛する人たちに囲まれて、孤独でない最期を迎えることも可能だった。そうであれば本人は安らかな気持ちで人生を終えられただろうし、まわりにとってショックにならなかったはず。グリーフケアも異なる性質になっていたはず。

なぜ孤独でない死が可能であったかといえば、林さんの場合は、本人がある時点で要請したように、人工栄養補給を停止すれば、自然死ができたはずだから。人工栄養補給の停止は、患者本人の自己決定で決められたはずですが、現在の日本の延命措置に関する雰囲気を考えると、主治医が承諾しなかったのも理解できます。もしかしたら主治医は、本人の要請による医療処置の中止と、自殺ほう助とを混同していたのかな、という考えも浮かびました。

最期は本人が主役で、家族などまわりの人たちはあくまでも脇役に徹するのが、今日のオランダの姿。

よく耳にするのは、日本では家族の関係が欧米諸国と違うから、患者中心に考えることはできないということ。たしかに安易に外国の真似をすべきではない。でもだからといって、日本では本人が自分の死のあり方を定めるべきではない、ともいえないと思う。

もし本人にとって家族の要望がとても大切だから自分が望む形での死をあきらめるというのであれば、それは本人の選択で、尊重されるべき。一方、本人の真の願望を支援することによって、家族のつながりが強くなり、それは遺族のグリーフケアにも役立ちうるということを、覚えておいてもよいのではないでしょうか。

安楽死の種類

安楽死という制度があるオランダ。忘れないうちに言っておくと、「安楽死法」の正式名称は、「要請による生命の終結および自死の援助審査法」。

オランダで安楽死という言葉が指すのは、「熟慮された本人の要請に応じて、生命の終結を目的に、医師が行う医療行為」。

まず本人の明白な要請がなくては、安楽死のプロセスは始まりません。目的も効果も生命の終結、死。迅速に、痛みなく生命を終結する医療行為で、オランダでは緩和ケアの一環と見なされ、健康保険が適用されます。

安楽死には二種類あります。

一つは医師が注射をする方法。

もう一つは、患者自身が生命終結の最後のステップを実行する方法です。たいがい医師が手渡す液体の致死薬を患者が経口服用しますが、致死薬の入った輸液管のストッパーを患者自身で開くこともあります。

この二つを指して「安楽死（広義安楽死）」と呼ぶこともあれば、前者だけを指して「安楽死（狭義安楽死）」、後者を「自死の援助」と呼ぶこともあります（「自死の援助」は日本では「自殺ほう助」と呼ばれています）。このように「安楽死」という表現には、広義と狭義の使い方があることを念頭に置いてください。日本でも生命倫理学者の松田純が、この使い分けを採用しています（松田は「自死の援助」ではなく「自死の介助」と表現）。

オランダの安楽死統計には「コンビネーション」というのも出てきます。これは自死の援助のプロセスで、致死薬を服用した患者が嘔吐したとか、死ぬまで時間がかかりすぎるようであれば、事前の打ち合わせどおりに医師が注射をするというケースです。こういった万が一のために、オランダでは患者自身が致死薬を服用する際も、最初から輸液管を設置しておきます。二〇一九年では、計六三六一件の安楽死のうち二四件がコンビネーションでした。

経口服用による自死の援助は認められていても、狭義安楽死が認められていない国では、万一の場合の医師による対応は違法になります。

生命を短縮する可能性のある医療処置

一定の要件を満たす安楽死が認められるためには、何が安楽死で何が安楽死でないかを明確にする必要があります。オランダでは、生命を短縮する可能性のある、いくつかのタイプの医療処置を早くから整理しています。

医療処置とは、医師がかかわるということ。そのためには、何らかの医学的なベースがなくてはなりません。実存的な理由だけで生きたくないのであれば、医療の専門家である医師は登場できないことになります。

「患者による医療処置の拒否」には、もちろん医療的な側面はありますが、まずは「プライバシー法」と呼ばれる憲法一〇条に基づいて、個人の身体を本人の許可なく侵襲することはできないという人権の問題として捉えられています。加えて、「医療契約法」は、医療者は本人の同意なく医療処置を開始することはできないと明記。ただし患者は医療処置の拒否を撤回することができます。患者が選んだ道は死を意味するとしても、医師には選択肢と予後を説明する責任があるだけで、患者が選んだ道の結果に関して責任を負うこともなければ、別の選択肢を押しつける権限もありません。

「医療処置の差し控えあるいは中止」は、オランダでは原則的に医療者の決定（日本では、患者が決定する「医療処置の差し控えあるいは中止」を「尊厳死」と称しています）。医療者が無意味な医療処置を行うことは許されません。無意味な処置には三種類あって、問題となっている病状の改善に寄与しない処置、メリットの可能性に対して患者の負担が重すぎる処置、そして、ある程度効果はあっても患者の機能が非常に低いままにとどまる処置です。

「緩和ケア」は、モルヒネなどを使用することで生命が短縮される可能性はあっても、通常のケアと見なされます。深くて持続的な鎮静である緩和鎮静（終末鎮静／終末期鎮静）は、開始した瞬間から患者との意思疎通は不可能、死が終着駅。オランダではスロー安楽死と呼ばれることもあって、社会的な議論の的になったこともあったのですが、現在ではオランダと日本を含むほとんどの国で緩和医療として認められています。

「安楽死」は、医療行為ではあるけれど、通常の医療処置ではなく、医師には拒否権があります。一方、実施した医師には「安楽死法」が適用されます。刑罰を科されないために医師が満たさなくてはならない要件は以下です。

1　患者による任意かつ熟慮された要請があった
2　患者には絶望的かつ耐え難い苦しみがあった
3　患者には現状および予後について十分な情報が提供されていた
4　ほかの合理的な解決策がなかった
5　医師は少なくともほかの一人の、患者に面会した、独立した立場の医師と相談した
6　生命終結行為は医療的に注意深く実施された

注目に値するのは「死期が迫っている」が要件でないということ。ということは林さんのように、難病であっても死期が迫っていないケースや、精神疾患のある患者にも安楽死の道は開かれていることになります。

たとえ要件を満たしていても、医師に拒否権があるのが安楽死だから、オランダの患者は、決して簡単に安楽死を認めてもらえるわけではありません。

安楽死が認められるまでに、患者は家族とともに医師と対話を重ねるので、それが緩和ケアにもなる。そしていったん要請が認められると、安心して、死ぬ時期を延期したり、結局自然死で亡くなるということもよくあります。

林さんもブログに、「安楽死が認められれば救える命がある、いや、もっと言えば救える魂

がある」と書いていました。

日本とオランダの違い

もし林優里さんがオランダに住んでいたなら、どのような展開になっていたでしょうか。

まず私が信じるのは、林さんの死の願望は、任意で、真摯で、持続性があったということ。それを出発点として、彼女の生き様と直面していた状況をまとめてみます。

林さんは二〇一一年あたりから、全身の筋肉が徐々に萎縮して体が動かせなくなる、ALSという回復の見通しのない難病を抱えていた。亡くなる直前は寝たきり状態で、呼吸はまだ自力だったけれど、口からの食事は困難だったので、胃ろうで人工栄養補給。胃ろうのケア、排泄、痰の吸引などで二四時間体制の介護が必要。痰の吸引が適切でないと窒息のおそれがあって、それも不安感の原因の一つだった。

声が出なくなっていたので、視線入力で意思表示するしかコミュニケーションの方法はなかった。ところが視力も衰えてきて、この唯一の意思疎通の道も失う寸前。ただし死期が迫っていたわけではなかった。

病前とても活動的なライフスタイルを楽しみ、英語が堪能だった林さん。ALSを患うようになってからも、自分で手配して、電動車椅子でハワイにも行くくらい積極的な人だった。近くに父親が住んでいても一人暮らしを選び、ブログでは「生死は自分で決める」、カンファレンスでも人工呼吸器は装着しないと自分の決めたことをはっきり伝える、自立心も意志も強い人。

ＳＮＳ上の仲間を励ましたり、ＡＬＳの新しい治療の治験が始まりそうだと知れば希望を見せることもあったけれど、「日々の苦痛を考えると、窒息死を待つだけなんてナンセンス」とか、「屈辱的で惨めな毎日がずっと続く。ひとときも耐えられない。安楽死させてください」と訴えることもあった。

スイスで安楽死を実施してもらうことも考えたけれど、付き添う人が自殺ほう助罪に問われないか心配しているうちに、もう行けるような状態でなくなっていた。自殺するのも身体的に不可能。けれど死を求める気持ちは強く、ＳＮＳで支援を懇願した結果、得た死だった。

林さんは、お金の心配なしに、プロによる優れた医療と介護のケアを受けていた。オランダでも、ほとんどの人がベストのケアを受けられる。だからこの二国で患者が死を求めるとすれば、それは医療ケアがよくない、あるいはケアの費用を支払えないからではない可能性が高いと思う。もしそうであれば、死の願望は「任意」とはいえない。でもこの点は両国とも、多くの場合はクリア。ただしオランダも日本もそうだけれど、看護・介護者不足で、患者に接する援助者が頻繁に変わる、細切れのケアになりがちだった。

緩和ケアが発達しているのも、両国に共通していえること。一〇〇％ではないけれど、身体的な苦しみなら、相当緩和できる。

オランダで安楽死を選ぶ人たちがその理由として挙げたのは「意味のない苦しみ」六五％、「尊厳の低下あるいは喪失」四四％、「疲労感」四三％が多く、続いて「疼痛」二九％、「窒息のおそれ」二三％（複数回答）。身体的な痛みは、決して安らかな死を選ぶ最も重要な理由ではない。

林さんの状況は、オランダで安楽死を選ぶ人たちが挙げる理由を全部カバーしているよう。オランダでは緩和鎮静と安楽死の両方が、緩和ケアの一環。ただし緩和鎮静は生命予後二週間以内でないと適用できないことになっているので、死期が迫っていなかった林さんの選択肢にはならない。

オランダ政府は五年ごとに大規模な「安楽死法」評価をします。二〇一五年の統計では二〇一〇年と比較して、安楽死と緩和鎮静の件数がいずれも大きく増加したことが注目されました。安楽死は総死亡数のうち二・八％から四・五％へ、緩和鎮静は一二％から一八％へ。両方とも増加したという事実は、緩和ケアの向上と安楽死の増加は別の問題であることを示しています。

家庭医の存在

安楽死の取り扱い以外で、日本とオランダの医療制度が大きく異なる点は、家庭医の存在。

日本にもかかりつけ医とか、長年お世話になっている主治医とかはいるけれど、オランダの家庭医は、しっかり制度に組み込まれているのが特徴。

オランダ居住者はみな、車で一五分圏内の家庭医に登録します。家庭医は登録住民の、すべての医療と福祉記録を保管する。医療にフリーにアクセスできないオランダでは、緊急時を除いてどのような病状でもまず家庭医に相談し、家庭医の紹介があって初めて専門医や病院を受診できるという仕組み（九五％は家庭医診療所内で解決）。通常、家庭医と患者の関係は長く続く。また、家庭医は患者との対話を重視して、健康なときから、万一の場合の心蘇生、延命治療、安楽死の希望などについて話し合う。家庭医は、患者が求める死についての相談相手にもなってくれる。

話し合いの内容は医療記録として残され、話し合うたびに加わっていく。何度考えを変えても、以前依頼していたことを直前で撤回してもＯＫだし、いずれにせよ安楽死であれば、実施の直前に医師が最後の確認をする。

オランダでは安楽死は自宅で、家族など愛する人たちに囲まれて行うのがスタンダード。安楽死の八五％は家庭医が実施。

林さんの場合は、オランダだったらシンプル。栄養補給を拒否すれば、オランダの医師は必ずそれを尊重しなくてはならないから、それで彼女が日夜願っていた死が訪れることになる。

けれどもし、最後まで明晰な意識を保ったまま死を迎えたいと願い、愛する人たちに囲まれて、確実に即生命が終結される安楽死を希望したとします。ずっと在宅ケアだったので、主治医は家庭医。

家庭医は本人と話し合ったり、さらに医療チームや家族も加わって話し合ったりして、病状と予後について十分な情報が提供され、本人も自分の決意を伝える。そのうえで、具体的に安楽死を要請する。

家庭医はここまでに、本人の要請が任意で熟慮されたものであることを確認。もう一つの要件は「耐え難い苦しみ」。医師は、本人にとって耐え難い苦しみが存在するかどうか考えることになります。身体的な苦しみだけではなく、精神的な苦しみも含まれます。

ポイントは、「本人にとっての」苦しみ。同じ状況でも、それに耐えられる人もいれば、耐え難い人もいる。

たとえば痰の処理に悩む高齢者は多いけれど、ナーシングホームで、人前でも目立たないように痰をティッシュに吐き出して、それでOKと思う人もいれば、人前で痰の始末をしなくてはならないくらいだったら、まったく人前に姿を現したくないという人もいる。たかが痰ぐらいで、とたいがいの人たちは思うだろうけれど、物心ついて以来身だしなみとか、人前での行動をひどく気にかけていた人ならば、「たかが痰のこと」でも屈辱感に打ちのめされる。耐え難い苦しみの一環となりうるわけです。

同じように身体の世話を完全に他者に依存することを受け入れられる人もいれば、それを尊厳を失った状態として捉える人もいる。こういった差は個人によるし、それまでの生活とも関係するけれど、本人にとって耐え難い苦しみであるかどうかを、患者の現状と予後、性格や過去の生活も念頭に置きながら、医師は判断しなくてはならないのです。

林さんの場合は、友人も父親もいて孤独ではないけれど、成人となってからは扶養された経験のない、一人暮らしのキャリアウーマン。人並み以上にアクティブで、はっきりとした意思をもつ人。そのような人が完全に他者に依存し続け、自分の意思がまったく表現できなくなる状況が目前に迫っている。それが死より酷な「耐えられない苦しみ」だと訴えれば、窒息のおそれもあるし、身体的な苦しみも大きいので、オランダの医師なら納得すると、私は思います。

本人にとって耐えられない苦しみがあるかどうか判断するということは、ALSあるいはほかの難病もちであれば、自動的に安楽死の要請が認められるわけではない、ということ。ケースバイケースで、医師は要請者にとっての苦しみの程度を検討することになります。

「ほかの合理的な解決策がない」というのも、「本人にとって」合理的な解決策という意味。将来的に視力を失えば、まったく意思疎通ができないまま、寝たきりで、完全に他者に依存する生活以外の道はない。本人が、これは安楽死に代わりうる「合理的な解決策」ではないと主張したら、オランダの医師なら受け入れるはず。

そこまでの要件が満たされていると医師が判断したら、スケン医と呼ばれる、安楽死に関するセカンドオピニオン医師が本人と面会することになります。この医師は、登録スケン医のなかから無作為に選ばれた、要請者本人とも、家庭医ともそれまで会ったことのない「独立した」立場の医師。スケン医も、このケースなら同意するのはほぼ確実。

安楽死には二種類ありますが、林さんの場合は自身で致死薬を服用できないので、家庭医が注射する方法（狭義安楽死）となります。

家庭医と合意した安楽死の実施日時に、患者は自分が選んだ人に傍らにいてもらって、あるいは抱いてもらって、家庭医の最終確認にOKを出したなら、最初は睡眠薬の注射、そして二本目の筋弛緩薬が注射され、その数秒後には亡くなります。

通常の医療行為でない安楽死は不自然死扱いなので、家庭医は自治体の検死医に連絡をしなくてはなりません。検死医は現場を確認しに来ます。家庭医と検死医の報告書は事後審査をする地域安楽死審査委員会に送付され、六週間以内に家庭医に審査結果が知らされて安楽死のプロセス完了、という流れです。

実際に林さんの生命に終結をもたらした、二人の医師による行為は、オランダでは安楽死とはいえません。なぜなら「独立した」立場の医師によるセカンドオピニオンがなかったし、生命の終結行為は医療的に注意深く実施されなかったから。

患者と事前の面会がないし、医療記録がない。だから安楽死の要請が、任意で熟慮されたものという証拠がないし、生命の終結のプロセス中ずっと同席していたわけでもなかった。このような点が、「医療的に注意深く実施されなかった」という審査決定の根拠になります。

日本でも安楽死をめぐる議論を深めるべきか

日本でも安楽死の是非をめぐる議論を深めるべきかと、あるジャーナリストから質問を受けたことがありました。

安楽死の議論に入る前に、日本では、生命を短縮・終結する医療処置の手段を整理して、適切な表現を定める必要があると思います。

「尊厳死」イコール「尊厳ある死」。その内容は、人によって連想することが違いすぎます。まどろっこしくても「（患者の決定による）医療処置の差し控え・中止」というような表現のほうがベターだと思います。

実は「安楽死」も、主観的すぎる表現だと思います。日本では、「安楽」がつく言葉にはポジティブなイメージがあるようですが、ヨーロッパでは「安楽死（オウテナジー）」はナチ時代のネガティブな印象が残っていて、理想的とはいえないけれど、定着してしまいました。今日、オランダ人は、「安楽死」とは、「熟慮された本人の要請に応じて、生命の終結を目的に、医師が行う医療行為」とおおむね承知しています。ただし正式には、「要請による生命の終結」です。

日本では、「安楽死」の代わりとなる、適切な表現を考えるべきでしょう。

そして人生の終末期における患者の権利の前段階として、日本では患者の権利一般について明確にすべき。とりあえず、インフォームドコンセントにおいては、提示された医療を拒否する権利が患者にあるということを、市民側も医療者も頭に叩き込むこと。

そして、医学的に無意味な場合には、それが患者の死を意味するとしても、医療処置を開始しないこと、または打ち切ること。法的には誰も無意味な行為をするように義務づけられてはいないはず。これを社会的にも認められるようにする。さまざまな理由で、どの国でもこれがなかなか難しいようですね。

オランダでは、「安楽死を実施してほしい」「(死まで続く持続的で深い)緩和鎮静を始めてほしい」といった、何かをするように要請するポジティブリストに関しては、医療者は拒否する権利があります。けれど「心蘇生はしないでくれ」「治療は始めないでくれ」というような、何かをするなというネガティブリストに関しては、必ず守らなくてはならない義務が医療者にあります。

日本ではまず、医療でも社会全般でも、患者の自己決定の出発点であるネガティブリストの尊重から始め、それから安楽死などのポジティブリストの議論に進むべきではないかというのが、私がオランダで考えていることです。

第3章　安楽死の倫理と「安楽死法」

日本とオランダはけっこう似ていた

日本とオランダは、かけ離れた価値観や生活パターンをもつ社会のように思われています。でも、戦後から一九六〇年代までは、日本とオランダは似たような状況だったし、家庭生活もけっこう似ていたと私は思います。

たしかに黄金時代と呼ばれる一七世紀にはオランダは輝いていました。しかし一七世紀も後半になると英蘭戦争に負け、一九世紀にはフランスの植民地へと転落。そして第二次世界大戦の終戦まで、オランダはヨーロッパのなかでも貧しいほうで、保守的であり、宗教の影響力が比較的強い国でした。

戦後は日本もオランダも、食糧難と闘いながら、国の再建に取り組み、生き延びていくのに精いっぱい。両国の既婚女性はほとんどが専業主婦。核家族が中心となりつつあっても、三世代家族も多かったし、親類や近所とのおつきあいもないがしろにできなかった。

それと忘れてはならないのは、当時、夕食時までに父親が帰宅し、毎晩一家そろって食事をしていたのは、オランダも日本も同じだったということ。午後から雨が降れば、携帯電話はおろか固定電話も家になかった時代のこと、日本のお母さんなら子どもに傘を持たせて、駅にお父さんを迎えにやるというのは、私の小学生時代には当たり前のことでした。それは夕食までにお父さんが必ず最寄りの駅に姿を現すからこそできたこと。

オランダでも日本でも、生まれるのも死ぬのもおもに自分の家で。日本なら「畳の上」。畳の上で死ねないのは、ムショ暮らしのヤクザくらいと思われていたのです。

医者はどこもパターナリスティックで、インフォームドコンセントの概念など世に現れていなかった。いずれにせよ当時人々は結核、肺炎、腸チフスのような病気であっさりと死んでいって、複数の慢性疾患もちの人などめったにお目にかかれなかったはず。何しろ私の生まれた一九四七年の日本人の平均寿命は、男性五〇歳、女性五四歳だったのです。

日本とオランダの法制度も、相当似ています。自殺は違法でないけれど、自殺ほう助は違法という矛盾は、日本の刑法にもオランダの刑法にもあります。陪審制でないこと、検察官に大きな裁量があり起訴するかしないか決められる起訴便宜主義も同じ。もっともオランダでは伝統的に、市民社会の原則が国家に対して優位であったのに対し、日本は逆という違いはありますが。

一九六〇年代が分かれ目

一九六〇年代に入ると、日本もオランダも経済発展はめざましかった。日本のソニーやトヨタが世界中に知られるようになり、オランダでは天然ガスが経済成長をもたらしました。オランダではそのおかげで、充実した福祉制度が実現。でも変わったのは、福祉制度だけではありませんでした。まずは社会の世俗化。教会離れは、当時オランダ社会で主流だった進歩的なプロテスタントの改良教会に属する宗派、ついでカトリックで始まりました。一方、教会離れをしなかったのは、プロテスタントのなかでも保守的な、オーソドックス・プロテスタントといえる、再改良教会に属するいくつかの宗派。

個人主義が進み、民主化の急流のなか、教授と学生、医師と患者、医師とその他の医療従事者間の格差が縮小。一九六〇年代から一九七〇年代は平和運動、ヒッピー運動、学生運動、女性解放運動の花盛り。それまでヨーロッパ諸国のなかで最も低かったオランダ女性の労働市場参入率はメキメキと上昇。タブーがなくなって、セックスについても死についても、オランダ人は堂々と語るようになりました。お隣さんが二階から見下ろせるにもかかわらず、自宅の裏庭で主婦が堂々とトップレスで日光浴をするようになったのもこの頃から。

物質的なニーズが満たされると、オランダでは非物質的な面に目を向けて、QOLや自己決定権を重視するようになりました。十分食べていけるようになったから、今度はお金より自由になる時間が欲しいということで、パート王国になりました。日本では「ワークシェアリング」と呼ばれていますが、オランダの「パート」は、サラリーは正規雇用と同等（勤務時間に応じて）、その他の処遇もフルタイムと同じです。

日本でもオランダと同じように、社会の平等化や学生運動の動きはありましたが、どちらかというと、所得倍増論の流れに飲み込まれてしまったようです。高度成長時代のなかでさらなる経済的な発展を求め、子どもは塾、大人は職業生活に吸い込まれていって、過労死という言葉が誕生。家庭生活は、もう『サザエさん』の世界とは似ても似つかないものになりました。

新しい医療倫理の登場

また一九六〇年代から先進国でめざましい進展があったのは、医療技術。いわゆる延命医療が登場し、「できる限りの治療をすること」と「苦痛の緩和」は必ずしも同じことではなくなりました。いつ、どのように死ぬかも医療技術である程度操作できるようになり、「寿命」は一〇〇％天が定めるものでなくなってしまいました。

一九六〇年代の段階では、日本ではこのような医療技術の進歩を、命が延びるのはめでたいことと、手放しで歓迎していたと思います。

一方、非物質的なＱＯＬに対する関心が強くなってきたオランダでは、医療技術のめざましい発展を、懐疑的にも見ていました。過剰な医療で命の量は増えても、質はどうなっているの？　ほんの一〇年前だったらとっくに死んでいたのを、機械をつけて心臓が動いていれば、それは生きていることになるの？

そういう気持ちのパワフルな代弁者が、精神神経科医のヤンヘンドリック・ファン・デン・ベルフ。彼が一九六九年に出版した『医学の権力と医療倫理』という本は、あっという間に版を重ねていきました。

ファン・デン・ベルフのメッセージはこうです。「従来、医師の義務とは、可能な限り人間の生命を保護し、救助し、延ばすことだった。新しい医療技術によって、医療倫理を修正する必要が出てきた。一九六五年以降の医療倫理上のモットーは、『医師の義務とは、意味がある場合には、可能な限り人間の生命を保護し、救助し、延ばすこと』。意味を失った生命を、医師は積極的あるいは消極的に短縮することができると、彼は言い放ったのです。

ファン・デン・ベルフは患者の自己決定についても触れています。自分が何を欲しているか、患者は言う勇気をもつべき。忍耐強く繰り返せば、医師は患者の側についてくれる。医師は患者のためにいるのであって、その逆ではない、と五〇年前に説いたのです。

もちろん批判の声もありました。「いったい何をもって意味ある生命と見なすのか？」というのと、「患者の負担になる場合の医療行為の差し控えはいいとしても、積極的な生命の終結も受け入れるべきなのか？」というのが、その代表的なものでした。それでもファン・デン・ベルフの医療倫理観は、オランダ社会で強い共感を得たのです。

ほぼ同時に、カトリックの倫理家ポール・スポルケンは『仮の診断―医療倫理序説』という著書で、死ぬプロセスの短縮が容認される場合がありうるとしただけでなく、生命の終焉を導く積極的な介入と、生命を脅かす合併症が発生した場合の治療の打ち切りは、倫理的にそれほど異ならないとしました。現在の日本の表現だと、安楽死と尊厳死は倫理的に同じこと、と言ったわけです。

そして一九七〇年、法学者のアドリエヌ・ファン・ティルは、『人の生命の終焉における医療法学的な側面』で、人間らしい終末を迎えるための医療的な介入は、医療倫理的にだけでなく、法的にも正当化できると主張。

ファン・デン・ベルフの『医学の権力と医療倫理』出版の二年後、一九七一年に、実質的にオランダ初の安楽死事件となる「ポストマ事件」が起きました。裁判で専門家として証人となった医療監督官は、「オランダの平均的な医師は、もう際限なく患者の延命をすることが必要だと考えていない。生命の終結が認められる場合もある」という、社会の見解を反映する証言をしました。

「ポストマ事件」

実はオランダではすでに一九五二年に、安楽死事件がありました。それは重病で苦しみ続け、自分のことを殺すよう懇願した弟の生命を、医師だった兄が終結させた事件。兄は一年間の保護観察という判決だったのですが、どういうわけかまったく社会の注目を浴びませんでした。

世界中のメディアが押し寄せてきたのは、その約二〇年後、オランダの片田舎で家庭医が自分の母に安楽死を実施した、「ポストマ事件」でした。

トルース・ポストマ医師の母は、脳溢血の夫の死を看取り、自分はあのように死にたくないと強く感じました。夫と同じような状態になったら必ず自分を「助けてくれ」と、医師である娘と、やはり医師である娘の夫に要請し、娘夫婦は、時がきたらその要請を実施すると約束していました。

ポストマ医師の母は二回目の脳溢血発作後、半身不随となり、話すこともできなくなって、以前約束した生命を終わらせる処置の実施を、娘とその夫に迫りました。二人が踏み切れずにいると、ナーシングホームで自殺を試みて失敗。それで決心がつき、ポストマ医師は母に安楽死を実施しました。ポストマ医師がそのことをナーシングホーム長に知らせると、彼は警察に届け出ました。

これが知られると、ポストマ医師を家庭医として登録していた一三〇〇人の成人住民の全員が、ポストマ医師の行動を支持する署名をしました。患者が自分たちの家庭医を守るために始めた運動は、あっという間に尊厳ある死を求める全国的な動きへと発展。

このようにオランダの安楽死運動は、他国とは異なり、自己決定権の問題というより、自分たちの医師を守る運動として始まったのです。

一筋縄ではいかないキリスト教との関係

これに反対する運動もありました。伝統的なカトリックとプロテスタントの過激な一派は、意図的に他者の生命を終結させるのは、ナチスがしたことと同じだと主張。もともと「生命は神からの賜り物」だし、聖書に「汝、殺すなかれ」と書いてあるではないか、と論じたのです。

一方、当時オランダ社会で最大の影響力があったプロテスタント宗派のオランダ改良教会は、医師からの問い合わせに応じて、生命を短縮する可能性のあるすべての医療的決定について見解を示しました。それはセンセーションを巻き起こした「安楽死―医療処遇の意味と限界」という報告書で、発表されたのは一九七三年、「ポストマ事件」の判決が出る前でした。

苦痛を軽減するための医薬の投与による患者の生命の短縮は許容される。たとえ死を早める危険があるとしても、死の過程にある人に対しては、同情的なケアと苦痛の軽減措置が施されるべき。もはや意思疎通ができなくなり、人間的諸関係をもてなくなった患者の治療は、停止してよいとしたのです。

現在、緩和ケアはほぼすべての国で認められていますが、当時多くの国では、モルヒネ使用のように、生命を短縮する可能性があるとされる医療処置は認められていませんでした。

この報告書は、安楽死自体に関しての見解は表明しなかったのですが、積極的な生命の終結と消極的な生命の終結という区別を設定することの難しさを認め、その区別は「倫理的なもの」というより、「心理的なもの」であるとしました。また医療テクノロジーによる延命を疑問視し、「生命の質」のほうが「生命の長さ」よりも重要と断言しました。医療的な決定による生命の短縮だけでなく、自死・自殺の問題、とくに高齢者のそれに注目し、死の願望はどのような場合にも否定されるべきという考えを疑問視したのです。

この報告書はその後の社会一般の見方を代表する、先駆的な文書となりました。

ただし現在の考え方では認められない見解も、この報告書には含まれています。たとえば「明白な要請のない生命の終結」に相当する、非常に重度な障害をもって生まれた新生児の生命を終結すれば病院のスペースを必要とする人にまわすことができるとか、意味のない延命措置をして社会の資源を無駄にすべきではないというように、経済的な側面と医療的な決定・倫理を結びつけることは、その後否定されました。また、「疑似安楽死」とか「消極的安楽死」というように、混乱を招きやすい用語がみられます。

現在オランダでは、「安楽死」に「疑似」「積極的」「消極的」「間接的」というような形容詞をつけることはしません。「安楽死」は患者の明白な要請に基づく、生命の終結を目的とする、医師による医療行為のみ。その他の医療的な生命の終結は、たとえば「医療処置の差し控え・中止」とか「緩和ケア」という表現をし、「安楽死」という表現は使わないようにしています。

これは教会の見解ではなかったのですが、人口増加対策の一環として、安楽死を認めるべきという声も一時ありました。ただし医療費削減と人口増加抑制を安楽死と関係づけることは、一九八〇年までにはなくなっていました。

大きな話題となった改良教会の「安楽死—医療処遇の意味と限界」が発表された当時、教会離れは始まっていたとはいえ、改良教会には政治家も含め、多くの市民が属していて、社会の大きな部分を代表していたといえます。

一九八五年に改良教会は、「一定の要件のもと、自分の命を終わらせる決定は、必ずしも無責任ではない」と述べ、歯切れはあまりよくないけれど、安楽死を認めました。

カトリック教会のトップは安楽死を否定し続けますが、一九九〇年代から、オランダの一般カトリック教徒の安楽死支持率は、オランダ国民一般と同じになっていました（二〇一八年には成人の八七%が支持、反対は八%）。

教会離れが顕著になり、多くの教会の存続が困難になってくると、プロテスタントの改良教会と、保守的なプロテスタントである再改良派の一部が協調路線をとるようになり（一九八七年）、その後ルーサー教会もこれに加わり、共同で統一した見解を発表するようになりました。このグループは最初は「共に進む（Samen op Weg：So－W）」、現在は「オランダ・プロテスタント教会（Protestantse Kerk in Nederland：PKN）」と呼ばれています。

一九九九年、オランダ・プロテスタント教会は、安楽死は許容できる範囲を超えている、当時審議中だった「安楽死法」は再検討すべきと、再改良派のスタンスに近づき、以前の改良教会よりずっと保守的な見解を発表しました。

オランダのローマ・カトリック司教会議も、「安楽死法は受け入れられない」という見解。キリスト教では、自己決定権は、自分の生命に関しては適用されないという考えだったのです。このような教会の動きに、反対する信者もいました。聖書には、この世よりも天国に召されてからのほうが素晴らしいと書いてあるから、できるだけ早く天国に行くことにして何が悪い。生命が神からの賜り物なら、お返しする自由があるはず。医療技術によって、以前より苦痛の時間が長くなった。医療技術は生命を延ばすというより、死ぬプロセスを延ばすだけだから、安楽死は生命の終結というより、死ぬプロセスの終結といえるのではないか。

けれどこのような意見をもつ信者たちは、教会内で影響力を失いつつありました。教会離れをしなかったのはおもに保守派で、教会はオランダ社会のなかで周縁化されていきました。教会に属する人たちは、もはやオランダ社会の主流の見解を代表するわけではなくなったのです。

一九七〇年代には、キリスト教のあらゆる宗派、医師会、そして社会全体が、緩和ケア、患者による医療処置の拒否、無意味な医療処置の差し控え・中止は当然と見なすようになっていました。ですから生命を短縮する医療処置で社会的議論が続いていたのは、あくまでも安楽死に関してだけでした。

一九九〇年代までは、プロテスタントのオーソドックス派と一部のカトリック教徒は、安楽死反対運動を展開していました。けれどオランダ社会で安楽死が定着した今日、自分たちは安楽死を採用しないけれど、他者の選択は尊重するという方針をとっています。

以前の安楽死反対者たちは、緩和ケアと、早めに人生の最終段階について話し合うことの重要性を積極的に勧めて、同じことを促進するようになった「オランダ自発的生命の終結協会（Nederlandse Vereniging voor een Vrijwillig Levenseinde：NVVE）」（旧「オランダ自発的安楽死協会」）やオランダ医師会と、その点では歩調が合うようになっています。

死刑、妊娠中絶と安楽死

安楽死の倫理を考えるうえで、やはり意図的な生命の終結である、死刑や妊娠中絶と比較する必要があると思います。多くのオランダ人が思うことは、「なぜ安楽死を認めない国でも、死刑と妊娠中絶なら認めるの？」。

とくに妊娠中絶の合法化は、「安楽死法」の成立とおおいに関係がありました。

安楽死は本人の要請に基づいて、その人の生命を医師が終結させる医療行為。死刑と妊娠中絶は、本人あるいはヒトとなりつつある生命の要請・許可なく、他者が生命を終わらせる行為。死刑は、他者の判断と手による、本人は（おそらく）望まない生命の終結で、いったん執行されてしまうと、後日裁定が間違っていたと判明しても、撤回することはできないわけです。たとえ法的根拠は誤っていなかったとしても、他者を殺すというのは「野蛮」なことではないか、という気持ちがオランダ社会では育っていきました。一八七〇年には戦争法以外のコンテクストでの死刑は廃止され、一九八三年には憲法で、いかなる場合にも死刑を科することが禁じられました。

死刑と比べて、妊娠中絶は複雑です。胎児は母親とは別の生命であるけれど、母親の身体のなかにある。そして胎児には父親もいるので、三人が関連してくるからです。妊娠中絶を実施する医師（場合によっては医師ではない他者）も数えれば四人。

妊娠中絶は一九一一年の法律で明確に禁じられていましたが、一九六〇年代、女性解放運動の一環として、「私は自分のお腹のボス」というスローガンのもと合法化する動きが始まりました。おもに医師でない者による違法妊娠中絶手術を受けて、亡くなったり障害をもつようになる女性の存在が明らかになってきたことで、妊婦が希望するなら、医師がきちんとした医療措置として妊娠中絶を行うべきだという考えが広がっていきました。

合法ではないけれど、一定のルールを守ることによって政府に黙認されることになる妊娠中絶クリニックが、家庭医グループによって設立されたのは一九七一年。関係者間で非公式に合意した要件を守れば黙認され、その実績が蓄積されたところで合法化されるというプロセスは、妊娠中絶にも安楽死にも適用された、オランダのお家芸。

このクリニックができると、オランダ人の女性だけではなく、ヨーロッパ各国から女性たちが押し寄せてきました。もっともこのクリニックができる前は、望まない妊娠をしたオランダ女性は、懐が許すなら、妊娠中絶がすでに合法化されていた英国やスウェーデンに行っていました（私の学生時代、アメリカには、妊娠中絶日本旅行を手配する旅行会社がありました）。現在、安楽死が認められていない国の市民が、お金があればスイスに行くのと同じパターンだったわけです。

その後オランダでは妊娠中絶を行う病院がいくつか名乗りを上げ、妊娠中絶専門クリニックも数ヵ所できました。そうするとアメリカやカナダからも駆けつけてきた反対者たちが、「妊娠中絶は殺人だ！」というプラカードを掲げて、専門クリニックの周辺にたむろするようになったのです。

反対派の過激な集団が、クリニックで働く職員に嫌がらせをしたり（「今日、あんたは何人殺したの？」）、妊娠中絶を思いとどまるよう利用者を説得したり、泣かせたり、挙げ句はクリニック内の設備の破壊、いたずら書き、放火、爆弾騒ぎまでありました。反対派によって精神的なダメージを受けた妊娠中絶希望者の女性に、精神科医を手配する必要が生じたりもしました。

反対運動のやり方があまりにもひどいので、自身も妊娠中絶に批判的な伝統的プロテスタントの牧師が、暴力的な反対運動に異を唱えたり、外国から来た反対派を強制送還したりなど、とにかく大変でした。反対運動に対抗するデモも賑々しくあり、カトリックの司法大臣がある妊娠中絶クリニックを閉鎖させようとすると、数百人の女性がそのクリニックを取り囲んだりもしました。

「妊娠中絶法」制定までの過程は、オランダ社会をまっぷたつにしたといってもいいくらい。法案が下院を一票差、上院を二票差で通過し、一九八四年に発効しても、反対運動は三〇年以上にわたって今日まで続いていて、いまだに議会で審議されることもあります。

妊娠した女性の自分の身体に関する自己決定権と、新しい生命の保護が衝突する関係にあるのが妊娠中絶。

「妊娠中絶法」では妊娠中絶を認める要件が示されています。まず、女性は妊娠中絶をしなければ身体的あるいは精神的に深刻な悪影響があるというような、「緊急状態」にあること。「緊急状態」の判断は本人自身がするのであって、子どもの父親はかかわることができない。そして妊娠中絶できるのは、母胎から出たら胎児の生命が維持できない期間内ということで、妊娠二四週以内（妊娠期間の不確かさを考慮して、実際には医師は二二週間以内でなければ実施しない）。十分な選択肢の情報を得て、妊娠中絶を要請してから五日間の「内省期間」を置いたうえでないと実施できない。実施できるのは医師のみ。認可をもつクリニックあるいは病院内でしか実施できない。

「妊娠中絶法」が「安楽死法」に与えた影響

こういったところが「妊娠中絶法」のおもなポイントなのですが、厳密にいうと妊娠中絶は合法化されたのではなく、法の要件を守っていれば、医師は処罰阻却になるという形になっています。

ようやく二〇〇一年に制定される「安楽死法」の構造も、まったく同じ。「安楽死法」も、安楽死を合法化するものではないけれど、法の要件を満たす医師は、罰せられない。これだと現実の問題として、妊娠中絶や安楽死に臨む際の枠組みが用意されるので、透明性と検証性を確保できる。けれど倫理的に認めるわけではない。こういう形であれば反対派にも、ある程度受け入れやすくなるわけです。

もともと「妊娠中絶法」は、一九六〇年代からフェミニストが要求してきた点は反映されておらず、妊娠中絶権の強力な推進者たちは、この法律に批判的でした。彼女らが求めたのは、自分の身体がかかわる生殖に関しての完全な自己決定権と、妊娠中絶の完全合法化。五日間の「内省期間」とか「緊急状態」の要件などはパターナリスティック、というのが彼女らの意見でした。この点も、「安楽死法」反対者は、安楽死の完全合法化を求めていた者たちだったということと類似しています。

もう一つ、安楽死と妊娠中絶というテーマの類似点は、法律の制定前から、医師がオープンかつ積極的に、これらを医療の問題として取り上げたということ。とくに家庭医が大きな役割を果たしたことは、他国と比べて、患者と家庭医の信頼関係がオランダではいかに強いかを示しています。一方、医療処置ではあっても通常の医療ではないので、医師は実施を拒否することができるというのも、妊娠中絶と安楽死の類似点。

「母を自宅で、モルヒネを少しずつ増やして死を迎えさせていれば、家庭医として死亡診断書を出せて、まったく世間に知られることにはならなかった。法律を文字どおり捉えるのであれば、私は処罰される行為をした。だけど倫理的には罰せられる行為はしていない。法よりも良心が優先される場合がある」と、最初の安楽死事件の当事者であったトルース・ポストマ医師は語りました。「法より良心が優先される場合がある」というポストマ医師の言葉は、安楽死あるいは妊娠中絶にかかわったオランダの医師たちの気持ちを代弁していたと思います。

ちなみに夫のアンドリース・ポストマ医師は、「モルヒネを少しずつ増やして死を迎えさせるのは、必要以上に患者の死を延ばす。それだったら問題なかったという裁判所は偽善的だ。自分は安楽死のほうが許容できる」という意見でした。これは現在なら緩和鎮静と安楽死に関する見方といえるかもしれません。

性差別と闘ったフェミニストには皮肉なことですが、「妊娠中絶法」に関して、父親のポジションが無視されているのは差別ではないか、という声がこのところ強くなりつつあります。また最近あるオーソドックス・プロテスタント派の議員は、「医療テクノロジーが発達したので、妊娠二四週以内の胎児が母胎から出ても生存の可能性がある。だから妊娠中絶を認める期間をもっと短縮すべきだ」という見解を示しました。

オランダでは安楽死が議論の的になる前から、妊娠中絶が大々的に取り上げられていたわけで、いまだに妊娠中絶そのものに対する反対運動は続いています。多くのオランダ人の感覚では、安楽死は妊娠中絶より受け入れやすい。生命の終結を求めるのも本人なら、終結の対象となるのも本人自身の生命だからです。長い間、妊娠中絶が当然のように扱われている一方で、本人の要請による生命の終結は認められていない日本の感覚とは対照的です。

一方、妊娠中絶は、胎児とはいえ妊婦とは別の生命の終結となるし、父親の希望はどうなるのかという側面もあり、必ずしも妊婦の自己決定権と自律だけの問題ということができない。いずれにせよ、安楽死より由々しいとされる妊娠中絶ですら合法化されたのだから、安楽死の合法化は単に時間の問題という意識がオランダ国民にはあったといわれます。とはいえ妊娠中絶合法化の過程がオランダ社会にもたらした亀裂があまりにも生々しかったので、安楽死合法化に向けては、三〇年という歳月をかけて慎重に進んでいきました。

まずはさまざまな委員会や財団が形成されて、何年もかかる調査が複数行われました。それと同時に、司法省・保健省・医師会の三者の間で非公式の取り決めが確立されていき、安楽死を実施した医師が訴追されないためのプロトコールに合意。

ざっと見ただけでも、一九七二年と七五年に保健審議会の報告書があり、一九八二〜八五年に存在した安楽死国家委員会は大規模調査を行い、オランダ医師会は一九八四年と九五年に安楽死に関するガイドライン、そして九七年には医師と看護師のための安楽死ガイドライン（オランダ看護師会と共同）を発表しました。ちなみに生命の終末に関する大規模調査は、今でも定期的に行われています。

連立与党がお決まりのオランダでよく使われるテクニック、「次期内閣まで待つ」も活用され、政治的対立を回避。機が熟すまでひたすら待ったといえます。

すでに一九七〇年代から安楽死は実施されていて、当局・医師会間の合意と判決を通じて、訴追されない要件が明らかになっていきました。申告手続きは一九九二年に法的に確立。一九九八年には地域安楽死審査委員会が設立されて、事後の確認に当たり、検察はバックに退いた。法制化自体も手間をかけました。最初に安楽死の申告手続きが既存の「遺体処理法」に付記され、その後新たな法律「安楽死法」を採択、そして刑法の嘱託殺人罪と自殺ほう助罪を修正する、という三段階。「安楽死法」が上院を通過したのも四六対二八で、「妊娠中絶法」と比べると悠々のパス。

二〇〇一年の「安楽死法」はこうした現実の追認であって、実質的には何も変わりませんでした。「妊娠中絶法」成立のときと比べれば、コンセンサスのベースはずっと大きかったのです。

今日、後期認知症とか、致死的な疾病はないけれどさまざまな障害や疾病の蓄積で生き続けることを望まない高齢者、若い人たちの精神疾患などのように、社会心理的な面がかかわる新しい適用分野についての安楽死の議論はあります。けれど安楽死そのものは緩和ケアの一環として、オランダ社会では完全に定着しました。

妊娠中絶も安楽死も、厳しく見れば合法ではない。つまり実施できる枠組みはあるけれど、倫理的に認めるわけではない。オランダ人の大多数がこの微妙なバランスで、ちょうどいいと思っているようです。

それにもし安楽死が完全に合法化されれば、安楽死は通常の医療処置となる。オランダの患者は常にベストのケアを受ける権利があるので、いったん通常の医療処置と見なされれば、安楽死は患者の権利になる。それは決してオランダの医師が欲するところではないと思います。

安楽死と関連する新しい倫理の問題は安楽死後の臓器提供ですが、このテーマは第5章のお楽しみとさせていただきます。

透明性と検証可能性の追求

前著『安楽死を選ぶ』でも触れましたが、オランダの安楽死の特徴の一つは、透明性と検証可能性の重視。

隠し立てしなくてはならない死は、尊厳のある死といえないというのが、多くのオランダ人の感覚です。もし安楽死に一種の罪悪感があるとすれば、秘密裡に行わなくてはならない場合。隠し立てしないようにするには、安楽死の実施を報告しやすいようにする。これがオランダの安楽死の歴史のなかでポイントとなってきました。

「安楽死法」が制定される前も、要件を守る限り、安楽死を実施した医師は訴追されないという、非公式の合意が司法省・保健省・医師会の間でありました。けれど当初医師は、警察に報告しなくてはならなかった。ほとんどの安楽死は、在宅で、家庭医によって実施されるので、そうすると警告灯を回転させたパトカーが、亡くなった患者の自宅にやってきます。

これではいかにも犯罪があったようで、グリーフケアを必要とする遺族や、精神的に大きな負担を抱えたばかりの医師の神経を逆なでし、報告を躊躇する可能性がある。ということで、サイレン・警告灯なしでパトカーが来るようになりました。

安楽死を実施した医師は、医療面では素人の警官に説明がしにくい。それである時点から、現場に来るのは警官でなく、自治体の検死医となりました。これなら医師同士でやりとりができるわけです。

「安楽死法」に先がけて地域安楽死審査委員会が設立されると、検死医は検察ではなく、この委員会に報告すればよいことになりました。地域安楽死審査委員会は、法律、倫理の専門家と医師で構成されるチームで、「当局」ではない。委員会の審査結果がＯＫであれば、それで安楽死の報告過程は終了。安楽死の要件が満たされていなかったと委員会が判定すれば、ヘルスケア・青年監察局（以下「ヘルスケア監察局」）と検察に連絡しますが、訴追までいったのは二〇二〇年に最高裁の無罪判決が出た一件だけ。

安楽死の要請が認められるためには、セカンドオピニオン医師（スケン医）の面会が必要で、これが事前の検証になります。そして事後の検証は、地域安楽死審査委員会によって行われます。

このようなステップを踏んで、報告しやすく、検証性の高い制度ができたわけです。これで隠し立てしないで済む、透明性があるということなのですが、最近の遺族は相当あっけらかんとしています。葬式のスピーチで、故人は安楽死を選んでいたと直接的あるいは間接的に話すことはしょっちゅう。友だちと一緒に外出する日を決めるとき、手帳を見ながら「あっ、来週の金曜日はダメ。祖母が安楽死をする日だから」と言われることもあります。

うちの隣人は、深刻な病気の知人を見舞いにいったら、その家族と数名の友人が集まっていたそうです。「あなたも残る？」と尋ねられたのは、その日が安楽死をすると決めた日だったからと判明しました（彼女は遠慮したそうです）。

第4章　安楽死の国際比較

安楽死を容認する国・州

二〇二一年四月現在、二種類ある安楽死のうち、五つの国と一つの州が狭義安楽死（医師の注射による生命の終結）を認めています。自死の援助（自殺ほう助）を認めている国あるいは州は合計一九（表1）。

アメリカでは、現在九つの州とワシントンD.C.が「死における援助（Aid in Dying）」を認めています。これは狭義安楽死と自死の援助、両方を示しうる表現ですが、アメリカでは自死の援助のみが可能。さらに二〇州が現在検討中なので、数年のうちに六〇%の州で自死の援助が認められる可能性があります。

表1　安楽死を認める国・州

広義安楽死を認める
オランダ、ベルギー、ルクセンブルク、ケベック州を除くカナダ、ヴィクトリア州（オーストラリア）
狭義安楽死のみ認める
コロンビア、ケベック州（カナダ）
自死の援助のみ認める
スイス、ドイツ、オーストリア、スペイン、アメリカ9州（オレゴン、バーモント、ワシントン、カリフォルニア、コロラド、ハワイ、ニュージャージー、メイン、モンタナ）とワシントンD.C.

※ニュージーランドは2021年11月から自死の援助を容認。アメリカ20州が検討中

広義安楽死に相当する両タイプが認められているのはベネルクス三国（オランダ、ベルギー、ルクセンブルク）。ただしベルギーの安楽死法は、自死の援助についてふれていません。もともと違法でない自殺（自死）に関連する、自殺ほう助罪というのがないからです。けれど二〇〇四年にベルギーの連邦監督評価委員会は、医師による自死の援助は、安楽死法の要件を満たす限り、安楽死として認めると発表しました（法律の細かい点では矛盾があると、法学者によって指摘されています）。

オーストラリアはヴィクトリア州だけが安楽死を認めていますが、この州は広義安楽死を容認。カナダはケベック州以外では広義安楽死が容認されていますが、ケベック州は狭義安楽死のみ。

オーストラリアでは世界に先駆けて一九九五年に安楽死法が成立したのですが、一九九七年に無効となりました。それから二〇年後の二〇一七年、ヴィクトリア州で安楽死が容認されたという歴史があります。

ドイツでは以前から利他的であれば自死の援助は認められていましたが、お金をとって自死

の援助をするスイス式の団体が出てきてから、二〇一五年に「企業として」（この場合、自死援助団体、医師も指すかは不明）自死の援助を行うことが禁止されました。その後二〇二〇年に憲法裁判所の「死ぬ自由があるのだから、専門職による援助も認められる」という判決が出て、医師が何らかの形で安楽死を行うことが正式に認められました。ただし広義安楽死が認められるのか、自死の援助だけが認められるのかは、現時点では明確でないようです。実施されているのは自死の援助のみ。オーストリアの憲法裁判所も二〇二〇年に、同様の判決を出しました。

ポルトガル議会は自死の援助を認める法律を採択したのですが、憲法裁判所が二〇二一年三月に「内容が曖昧すぎる」という判断を下したため大統領は承認せず、成立しませんでした。

広義安楽死を認めている国・州では、二種の安楽死は法的にも倫理的にも同等と見なされています。

ベネルクス三国では、他国で要件に入っている「死期が迫っていること」が要件でないのが特徴。ということは、ALSのような死期が迫っていなくても過酷な難病であるケースとか、若い人も含む精神疾患患者の安楽死要請も、この三国では認められる可能性があるわけです。

終末期であることを安楽死の要件に入れるかどうかは、数十年に及ぶオランダの安楽死をめぐる社会的議論のなかで何度か取り上げられました。精神科医が身体的には健常な女性の自死を援助した「シャボット事件」の一九九四年の最高裁判決で、「耐え難い苦しみ」がポイントであって、それが身体的であるか精神的であるかは問題でないと明確化されました。それでようやく「死期」に関しての議論に終止符が打たれたのです。

たいがいの国では、医師が注射を用いる狭義安楽死と、患者が最後のステップを実行する自死の援助を別もの扱いしていて、自死の援助を容認する国のほうが、狭義安楽死を容認する国より圧倒的に多いのが現実です。

自死の援助しか認められていない場合、医師の同席は許されないか、許されていても要件ではありません。たとえ医師が同席していたとしても、自死の援助しか容認されていない国では、万一患者がなかなか死ねなくても、医師が注射をして患者の生命を終結することは許されません。また疾病・障害のため、本人自身で致死薬を服用できない、あるいは輸液管のストッパーを開くことができなければ、その人たちにとって安楽死の可能性はまったくないわけです。

いくつかある自死を援助するスイスの団体のなかで、日本でも有名になった「ライフサークル」という組織（関連財団名エターナル・スピリット）と、新米の「ペガソス」では、自死用の致死薬は経口でなく、経管で投与されます。ここでは医師がすべての準備を整え、同席します。その状況のもと、もし医師が輸液管のストッパーを開けば狭義安楽死になるので、スイスでは違法になってしまうのですが、患者自身が開くのであれば、自死の援助になるので合法。

ライフサークル以外のスイスの自死援助団体では、医師は薬の処方はしても、患者と対応するのはおもにボランティアです。スイスについては、第8章の「スイスへの旅路」のところでまた触れます。

外国人の安楽死要請者を受け入れているのは、スイスの六団体のうち四団体とベルギー。カナダでは医師以外にも、ナースプラクティショナー（臨床医と看護師の中間職）が援助者になることができます。

医療の問題か、人権の問題か

実際問題として、世界のどの国でも、安らかに死ねる致死薬を合法的に入手できるのは原則的に医師だけです。医療の本来の目的は患者を治療することであって、患者の生命を終わらせることではない。けれど医師として苦しんでいる患者を見捨てることはできないので、安楽死を検討する。安楽死を要請する患者は、医師の「善行」に頼る形となります。

一方、安楽死というのは、本人の要請なしには始まらない自己決定の死。自律の尊重であり、生命は本人に属するという、人権の問題と捉えることもできます。

医療倫理の善行原則と自律原則のどちらにウェイトを置くかは、国によって異なります。医師の注射による狭義安楽死を認めている国は、コロンビアとカナダ・ケベック州を除いて、自死の援助という形の安楽死も認めています。安楽死は緩和ケアの一環、ただし患者の権利ではなく、医師は拒否することができるケアとして解釈されています。つまり医療という枠組みで、医師の善行原則が強調されていると思われます。

自死の援助だけしか認めていない国では、自殺は違法でなく、その違法でないことを本人の要請に応じて援助するという、自己決定の面を強調しているようです。そして、できる限り医療と切り離そうとしています。

とくにアメリカでは自己決定の側面が重視されていて、オレゴン州では自死の援助が認められると、致死薬が医師から本人に渡され、本人が決めた時点と場所で、医師が同席することなくそれを服用することになります。

スイスとドイツでは、自分の利益にならない限り自殺ほう助は罪にならないので、理論的には医師でない者が援助をしても罪にならないし、要請者は終末期の患者でなくても、疾病がなくてもよいはずです。スイスの場合は年齢の制限もなし。けれど合法的に致死薬を入手できるのは医師、医師が援助を認めるのはほとんどが終末期の苦痛の激しい患者ということで、他国と同じ対象者となっているようです。スイスでは現在死亡者の一・五%が、自死の援助によるとのこと。

自死の援助も狭義安楽死も、本人の意思に基づくこと、医師が何らかの形でかかわることには変わりがない。でも最後のステップを実行するのが医師か、それとも本人かという点に、倫理的に大きな違いを見出す人たちもいます。たとえば自死の援助を促進するアメリカ・ポートランド市の「尊厳ある死全国センター」は、狭義安楽死は絶対反対というスタンスです。

オランダの安楽死運動は、自己決定権の追求としてではなく、極限の苦しみに直面する患者である自分たちを見捨てない家庭医を守る運動として始まりました。そのことが示すように、ベネルクス三国のなかでも、家庭医の存在感が大きいのが特徴。オランダ医師会も、安楽死のプロトコールと法の形成に大きな役割を果たしてきました。同じオランダモデルでも、ベルギーでは医師会が法制化に消極的だったのとは対照的です。ベルギーとルクセンブルグでは、安楽死は自宅より病院で実施されるほうが多いのも、オランダとは対照的。

家庭医と患者・家族との運命共同体感が強いことが、なぜオランダでは注射による狭義安楽死のほうが自死の援助より多いかの説明になるかもしれません。二〇一九年では、合計六三六一件の安楽死のうち、六〇九二件が狭義安楽死、二四五件が自死の援助、二四件がコンビネーションでした。医師会としては、患者が自分自身で薬を服用できる状態であれば、「自己決定」が強調される自死の援助を選択するよう勧めているのですが、狭義安楽死のほうが圧倒的に多いのが現実です。

一部の患者は、致死薬を自身で服用あるいは嚥下できない状態であったことはたしかです。それでもおそらく大半が、身体的には自死の援助で対応できたと思われます。たいていの場合、医師は患者に注射か服用かの選択肢を与えていて、そうすると大多数の患者は確実な注射法を選び、医師もそれに応じているようです。

死が迅速で確実である注射法を選べば、医師に依存する部分が増え、患者の自律・自己決定の側面が後ろに退くことになります。それでも患者も医師も、注射法をファーストチョイスとするのは、オランダの安楽死は、医師の善行原則を基盤としてきた歴史があるからでしょうか。ただし例外は、疾患が精神的なものであった場合。これはおそらく一〇〇%自死の援助です。精神疾患患者の安楽死の要請はなかなか認められず、二〇一九年は六八件でした。

激しい肉体的な苦痛を伴う、身体的な疾患の終末期であれば、医師として安楽死の実施に強い抵抗感をおぼえない。一方で、死期が近づいておらず、肉体的な異常や痛みのない患者の安楽死にかかわることは、大きな精神的負担になる。当然患者は自分自身で致死薬を服用できるし、医師もできる限り自分の役割を限定し、患者の自律・自己決定を前面に押し出したいのではないかと思われます。

日本の場合

日本では、オランダに先がけて一九六二年の名古屋高等裁判所（山内事件）で、安楽死の六要件が示された歴史があります（表2）。さらに一九九五年、横浜地方裁判所（東海大学安楽死事件）で四要件が示されました（表3）。言葉遣いは異なりますが、両裁判の判決が示す共通の安楽死の要件とは、本人の意思によること、激しい肉体的な苦しみがあること、そして死期が迫っていること。

名古屋高裁判決で明示している「病苦の緩和が目的」「医師の手による」、それに「方法が倫理的に妥当」の三要件は、当然と見なされているのでしょうか、横浜地裁判決では触れていません。一方、名古屋高裁判決では明示されていませんが、横浜地裁判決では「代替手段がない」ことを要件に入れています。

表2　1962年名古屋高裁（山内事件）による安楽死6要件

1．不治の病、死が切迫
2．死に勝る苦しみ
3．病苦の緩和が目的
4．本人の意思
5．医師の手による
6．方法が倫理的に妥当

表3　1995年横浜地裁（東海大学安楽死事件）による安楽死4要件

1．患者が耐え難い肉体的苦痛に苦しんでいること
2．患者は死が避けられず、その死期が迫っていること
3．患者の肉体的苦痛を除去・緩和するための方法を尽くし代替手段がないこと
4．生命の短縮を承認する患者の明示の意思表示があること

判例が示す日本の安楽死の要件がオランダと異なる点は、日本では死期が迫っていることと耐え難い肉体的苦痛が必須であること、セカンドオピニオンが含まれていないことです。

日本でも要件は明確。それにもかかわらず、日本ではこれに基づいて安楽死を行ったケースは報告されていません。

それは「耐え難い苦痛」と「代替手段がない」の解釈とも関係があるようです。オランダでは「耐え難い苦しみ」も「ほかの合理的な解決策がない」も、「本人にとって」耐え難い苦しみ、「本人にとって」ほかの合理的な解決策がないという意味であることが、判例・ガイドラインなどを通じて明らかになっています。一方日本では、何を基準に「耐え難い苦痛」とするのか、そしてどこまで治療すれば「代替手段がない」といえるかが、明確でないようです。緩和ケアが発達した今日、肉体的な苦痛を除去する方法がないとはもう言えないと関係者は想定しているのかもしれません。

加えて、必ずしも状況を正しく把握していないメディア、それに患者団体の反応を恐れて、医師はオープンに安楽死をしないのかもしれません。あるいは病院として、許さないのかもしれません。

自死の援助に関しては、刑法二〇二条の自殺関与及び同意殺人に関して、オランダの刑法のように、要件を守った医師は処罰阻却にするというような項目はありません。したがって日本では、狭義安楽死は判例によって合法になる可能性があっても、医師による自死の援助は違法で、罰則が適用されると解釈できます。

日本における医療処置の差し控え・中止――いわゆる「尊厳死」

日本には患者の権利法はありませんが、憲法一三条で「すべて国民は、個人として尊重される。生命、自由及び幸福追求に対する国民の権利については、公共の福祉に反しない限り、立法その他の国政の上で、最大の尊重を必要とする」と述べられています。さらに、厚労省お墨つきの「人生の最終段階における医療・ケアの決定プロセスに関するガイドライン」(二〇〇七年、二〇一五年、二〇一八年）では、本人による決定を基本とするとされています（ただしこのガイドラインでは安楽死は対象外）。ほかにも「末期医療に臨む医師の在り方」（日本医師会、第三次・第四次生命倫理懇談会、二〇〇七年）、「『高齢者の終末期の医療およびケア』に関する日本老年医学会の『立場表明』」（日本老年医学会、二〇〇二年、二〇一二年）、「救急医療における終末期医療に関する提言（ガイドライン）」（日本救急医学会、二〇〇七年）など、さまざまなガイドラインがあります。

個人的にちょっと感動モノと思うのは、日本救急医学会のガイドラインの次の文章。「終末期における作為または無作為などと法律論的な観点から本ガイドラインの意義を問いたいという主治医としての期待や願望は否めませんが、このガイドラインは、人の倫（みち）に適うことを行って法的に咎められることになるはずがないという考えによります。『倫理的に正しく、かつ患者にとって最善の医療を行うことを具現している』状況についての説明責任は主治医にあります。その責任を果たす拠り所は最終的に診療録の記載であることを確認下さい」。

射水《いみず》病院（二〇〇六年）、道立羽幌《はぼろ》病院（二〇〇四年）、和歌山県立医大病院紀北分院（二〇〇六年）は、患者の延命治療を中止したことで「事件」と騒がれました。厚労省のガイドラインに沿った形で医療処置を中止した医師が、有罪になったケースはありません。それにもかかわらず、射水病院がいったん開始した延命治療は死ぬまで続けることを方針としたのは、メディアによって「殺した」などと報道されたからかもしれません。

一方、患者・家族ときちんと話をし、また医療チーム内でも常に話し合いをしているところでは、医療処置の差し控え・中止にまったく問題を感じていないという報告もあります。

いずれにせよ日本には、医療処置の差し控えや中止、あるいは患者の要請による生命の終結に関して体系的な調査はありません。そのため患者の意思が尊重されていたか、手段が適切であったかがわかっていないのが現実です。

なぜオランダでは法制化以前から安楽死を実施できたのか

「安楽死を法的に容認する」といっても、立法で認められている場合と、判例により認められている場合とがあります。

オランダは三〇年にわたって裁判で確認されてきたことが最終的に成文化されたのですが、ベルギーでは一気に、オランダと比べれば社会討議もほとんどないまま、立法化されました。コロンビアは一九九七年に判決で認められても、矛盾する法律があって現実には安楽死の実施はなく、二〇一五年に法的に容認されてから実施されるようになりました。

アメリカでは、医師による自死の援助を容認している州（とワシントンD.C.）のなかでも、モンタナ州だけは法律がなく、判例に根拠があります。

オランダでは、法制化される前の一九七〇年代から一九九〇年代のほぼ三〇年間は、判例と医師会・検察・保健省のガイドラインを、安楽死を行う法的根拠としていました。

オランダ司法の特徴は、起訴便宜主義を積極的に運用して、不起訴の余地があることと、有罪の場合でも刑罰の下限がないこと。ルールを明らかにするために検察によって裁判に持ち込まれた件で有罪となっても、被告は刑罰を科されない、あるいは象徴的な罰しか与えられないということは、安楽死の歴史上たびたびありました。とはいっても、「殺人罪」を問われた医師にとっては、いい迷惑どころか、大変な精神的重荷になることは確実なのですが。

法制化以前、安楽死を実施した医師が有罪とならなかった根拠は、「精神的不可抗力」と「緊急避難」という二つの不可抗力のうち「緊急避難」。「精神的不可抗力」のほうは、究極のストレスに直面して（たとえばピストルを突きつけられた自分の子を救うために）違法行為をした場合に適用されます。けれど医師は精神的なストレスに耐えなくてはならない職業ということで、「精神的不可抗力」は安楽死には適用されません。

医師には市民として人を殺してはいけないという義務がある一方、苦しんでいる患者を見捨ててはならないという義務もある。「レーゲ・アルティス（医学的に承認された基準）」に従った医師が報告した安楽死には、義務の衝突の結果として緊急避難という不可抗力が、「安楽死法」制定前は適用されてきました。

以下が安楽死の法的位置づけに関して、裁判で明らかになっていった点です。

●「実質的違法性の欠如」（実社会の慣行があまりにも変わって、法律とのギャップが大きいから、当該法律は適用すべきでないという考え）は認められない（裁判官は立法者の座を占めるべきではない）

●「医療的特例」（他者の開腹のような行為でも、医療である限り許されるという慣習）は認められない

●安楽死実施を申告するのは「自己負罪拒否特権」に抵触するから、申告しなくても検察官には訴追の権限はないとした医師の見解は否定

●患者に対する守秘義務があるから、ほかの医師に相談しなかったという主張は認められず有罪

●違法性がないからという理由で、安楽死の結果である死を「自然死」として死亡診断書を出した医師は、文書偽造で有罪

●通常の安楽死薬でないインシュリンを使用した医師は、適切な医療でなかったと有罪

●患者の最期を看取らなかった医師は、適切な医療でなかったと有罪

●看護師、友人、家族など、医師以外の者が直接的にかかわると有罪

判例か立法か

オランダでは一九八〇年代の初めから、司法だけに任せ続けるのをやめ、一定の要件が満たされた場合、安楽死を非犯罪化あるいは非刑罰化しようという法改正に向けた取り組みがありました。けれど議会で十分な支持を得ることができないままでした。D66（民主66）党のヴェッセル・タウンストラが一九八四年に提出した法案は国家委員会の報告を待つことになり、審議にも至りませんでした。

数多くの先延ばし作戦の後、ようやく二〇〇一年に制定された「安楽死法（要請による生命の終結および自死の援助審査法）」は、要請に基づく生命終結を合法化しているわけではなく、医師が「注意深さの要件」を順守していた場合、刑罰を免れるというもの。それでもこの法律は、医師の行為による患者の要請に基づく生命終結が正当化されうるという、それまでの判例法を成文化する目的は達したことになります。

立法、行政、司法の三権分立の原則では、立法府が制定法を決定。司法は、拘束力のある一般的なルールを明確に示すのが役割ではなく、法的紛争の当事者に対して、拘束力のある決定を下すにすぎないはず。けれど現実の社会生活は複雑で流動的。必要となった新しい法律をつくるのに議会ではあまりにも時間がかかるので、日常生活に関係するすべての法律問題について、立法府として制定法上のルールを提供することができない。そこでオランダでは判例法という形で、要請に基づく生命終結の合法的な基準を提供してきたことになります。これが安楽死にかかわる医師にとって、最も重要なガイドラインとなっていたので、こと安楽死に関しては、司法府が数十年にわたって立法府を代行してきたといえるかもしれません。

「安楽死法」は意図的にオープンな性格となっていて、詳細は盛り込まれていません。制定後二〇年近く経って、当時想定されていなかったケースも安楽死の対象となってきています。地域安楽死審査委員会の審査をパスしないごくわずかなケースは、ヘルスケア監察局と検察にまわされますが、最近、法律ができてから初めて実際に裁判になり、最高裁までいった件がありました。後期認知症患者の安楽死に関する意思宣言書の効力が、この二〇二〇年の最高裁の判決によって明らかになったというように、今でもオランダでは、安楽死に関して司法の存在感は相当大きなものといえます。

各国の共通点

安楽死と、（日本では「尊厳死」と呼ばれる）医療処置の差し控え・中止に関して、世界各国の共通点として気がついたことをリストアップしておきます。

●安楽死が認められていない国でも、法的に認められている医療処置の差し控え・中止など、生命を短縮する医療処置について知るだけで、患者は安心感を得ることができる

●国民一般は、安楽死や医療処置の差し控え・中止に関して、医師会や政策決定者より積極的

●安楽死が認められている国に行って安楽死を実施してもらう、安楽死ツーリズムは、安楽死が禁止されている国の市民も利用できる（というか、死んでしまった人を本国の法律によって罰することはできない）。ただし本国に戻ってくる同伴者の立場は微妙。オープンにすれば、自殺ほう助罪に問われる可能性のある国もある

●安楽死が認められていない欧米国の建前三点セット：延命はしない、疼痛管理（緩和ケア）OK、安楽死NG

●（終末期の）患者の権利に関する法律・枠組みがあるから、安楽死が実施されているわけではない。医師会の見解、患者団体、メディアが安楽死を阻む大きな要素

●医師による生命の短縮・終結が合法でないから、安楽死を行わないわけではない。患者の苦しみを救うために、医師が患者の生命を意図的に短縮・終結する行為は、どの先進国でも行われている

●安楽死を容認する国でも、安楽死は患者の権利ではない。「試験」（要件）があるし、医師は実施を拒否することができる

●要請から実施まで正式に待機期間がある国（アメリカ）、状況に応じて設けられている国（ベルギー）があるけれど、いずれにせよ実際には、要請から実施までほぼ常に時間がかかる

フランスでは数回にわたって、医療処置を拒否できる患者の権利法が制定されたのですが、とくに延命治療など生死にかかわることになると、必ずしも医師は患者の権利を尊重していないと報告されています。

一方、安楽死が認められていないイギリスとフランスの総死亡者数の〇・二一％は、安楽死によるということです。

日本では、約五三％の医師は患者から死期を早めるよう依頼された経験があり、そのうち五％が「積極的な手段を講じて」患者の依頼に応えたということです（一九九九年に行われたこの日本の調査では、二二％の医師と一五％の看護師は、合法化されれば安楽死を実行すると答えたそうです）。

自死の援助はOKでも安楽死NGというスイスでも、死亡者数の約一％は安楽死、あるいは明白な要請のない生命の終結によるという報告があります。

要するにどの国でも、建前と本音は異なるということですね。

第5章　安楽死エキスパティーズセンターと臓器提供

セカンドチャンスの場

二〇一二年に設立された「生命の終結クリニック」の名称は、二〇一九年九月「安楽死エキスパティーズセンター（Expertisecentrum Euthanasie）」に変わりました（以下、年代的には旧称の場合も、新しい名称で統一します）。

安楽死エキスパティーズセンターは、一九七〇年代から活動している「オランダ自発的生命の終結協会」、通称NVVEから生まれた、けれど独立した団体です。安楽死の要件を満たしているけれど、自分の家庭医あるいは精神科医などの主治医によって、安楽死の実施を拒否された人たちを対象としています。

安楽死エキスパティーズセンターの最初のスクリーニングを要請者がパスすると、センターに属する医師と看護師の二人チームが、要請者の家で面談を行います。現在七〇チーム（医師・看護師各七〇人）あって、要請者が要件を満たしていることを確認すると、まずは安楽死を実施するよう要請者の主治医（たいがいは家庭医）を説得します。それが成功しなければ、安楽死エキスパティーズセンターの医師が安楽死を実施することになります。

安楽死エキスパティーズセンターの医師は多くがパートで働いていて、リタイアしたけれどまだ医師免許を保持している医師が主ですが、現役で別の診療所なり病院で働いている人たちもいます。一チームの安楽死実施数は年間一二件。一日に二回行ったことのあるチームもあるということです。

精神疾患患者と安楽死

精神的な疾患がある要請者は精神科医が担当するのですが、精神科医が七人いる（二〇二〇年）センターでも、一般的にも、精神科医の数は足りておらず、一～二年近く待つ必要があるとのこと。また精神疾患の場合は、セカンドオピニオン医師に精神科医が含まれていなくてはならないし、安楽死の要件の一つである「ほかの合理的な解決策がない」を満たすためにさまざまな治療を試さなくてはならないので、それにも時間がかかります。

安楽死エキスパティーズセンターは、精神疾患患者が入所している施設内で、患者の安楽死要請の対応がもっとなされることを望んでいるのですが、その動きはないようです。安楽死エキスパティーズセンターに属していない医師、とくに精神科医は、治療をするために医師になったのだから、患者に死をもたらすことにはかかわりたくないという思いが強い。また精神疾患の場合、身体的にはまだ何十年も生きることができるし、将来病状が改善する可能性がないわけではない。自殺未遂をした人が、数年後「やっぱり生きていてよかった」ということがあったりもする。

こういうところが、精神科医が安楽死を拒否するおもな理由ですが、時間のかかる安楽死要請のプロセスを、しっかりとフォローする時間を捻出するのが難しいという実際的な問題があることも事実です。

また精神疾患患者の安楽死要請では、いくらガイドラインを順守しても、家族セラピーなど、まだほかに試せる治療があるのではないかという気持ちがつきまとうのが、精神科医が安楽死の実施を拒否するもう一つの理由。

けれど、安楽死の要請を拒否された患者が悲惨な自殺をすれば、やはり主治医のショックは大きい。「お父さんは安楽死で安らかに死ねたのに、なぜお姉さんは孤独でみじめな死に追いやられたの」ということで、家族が怒ることもある。

もっとも、自分の患者ではない精神疾患患者の安楽死要請の際、セカンドオピニオン医師になることに対する抵抗感は、実施する場合に比べると弱いようです。

二〇一九年には、精神疾患患者の安楽死の八四%が、安楽死エキスパティーズセンターの医師によるものでした。そうはいっても、安楽死を要請した精神疾患患者の安楽死実施率はセンターでも一〇%（身体疾患患者の場合は六〇%）。精神疾患患者の安楽死はめったに行われないということです。

精神疾患患者の安楽死要請のほとんどが安楽死エキスパティーズセンターにまわってくるので、追いついていないのが実情。要請者が入所している施設内で安楽死が実施できないのであれば、せめて施設内で可能な治療をやり尽くし、セカンドオピニオン医師の見解を得る段階が終わってから、その患者を委ねることを安楽死エキスパティーズセンターは提案していますが、施設側はそれにも乗り気ではありません。

安楽死エキスパティーズセンターでは、精神科医だけではなく、その他の医師も看護師も不足しているとのこと。

地域安楽死審査委員会が発表する数字は審査後なので、安楽死エキスパティーズセンターが発表する数字と異なるのですが、センター側の発表では、二〇一九年にはセンターに三一二二件の要請があり、八九八件実施。これは二〇一八年と比較して二二%増。七五%が（後期）認知症やその他の精神疾患、若い人たちの安楽死といった、いわゆる「複雑な」ケース。二〇一八年は七〇件だったのが、二〇一九件には九六件というように、とくに認知症患者の増加が目につきます。

複雑なケース以外は、がんなどの、死期が近い一般的な身体疾患。安楽死エキスパティーズセンターができる前は、おそらく家庭医が対応してきたケースに相当します。要件が満たされた死期間近の身体疾患であれば、要請からおよそ二ヵ月以内に安楽死が実施されると報告されています。

新しい役割

設立当時、オランダ医師会は安楽死エキスパティーズセンターを批判的に見ていました。オランダの安楽死は、医師、とくに家庭医と患者の、時間をかけて築き上げた信頼関係を前提としてきた。そこに登場したのが、安楽死を専門とする医師の集まりである安楽死エキスパティーズセンター。いくら十分に要請者と対話をするといっても、オランダの伝統と常識を覆すものとして捉えられたのです。けれどたしかに「安楽死法」は、主治医のみが安楽死を実施できるとは規定していないので、法的には可能。

現場の家庭医にとって、安楽死の実施は、精神的・時間的な負担が大きい。真摯に安楽死を望む患者を見捨ててはいけないという気持ちから、悩みながらも安楽死を実施してきたわけですが、安楽死エキスパティーズセンターというある意味で逃げ道ができると、以前は家庭医自身で実施したようなケースでも、センターを紹介するようになってきているようです。

いくら医師会がやっきになって、患者自身の主治医（おもに家庭医）が安楽死を実施するように勧告しても、医師自身は「できることなら御免被りたい」という気持ちがあるようです。もっとも二〇一九年には、安楽死エキスパティーズセンターの医師が説明した結果、当初拒否していた主治医が安楽死を実施することになったケースが一四〇件あったとのことです。

患者は患者で、信頼関係のある家庭医が自分の求める安楽死を実施してくれるのがベストだけれど、それが駄目なら、とにかくどの医者でもいいからやってほしいというのが本音でしょう。

「安楽死法」の制定後、実際に裁判になったケースは二〇二〇年に最高裁の無罪判決が出た一件だけ。それでも、安楽死に関連して医師が捜査されうるとなれば、医師は安楽死実施を躊躇するようになる。稀ではあっても、地域安楽死審査委員会の審査結果が「要件を完全に満たしていなかった」となったためにヘルスケア監察局と検察にまわされると、その直後から主治医は安楽死を実施するのが不安になる。そうすると、よけいに患者を安楽死エキスパティーズセンターに紹介するようになる。

一方、複雑なケースを扱う率が高いだけに、めったにない「要件を完全に満たしていなかった」の結果が出やすいのは、安楽死エキスパティーズセンターの医師。とくに、検察の捜査があればセンター中が動揺するので、いくら患者の要請は真摯でも、審査にひっかかる可能性のある案件は引き受けないとのこと。

今日、安楽死エキスパティーズセンターは、安楽死の専門知識をもつ組織として、医師の（生涯）教育のなかで安楽死研修を受け持ったり、安楽死の経験のない医師のコーチングをしたり、精神的な支援のために実施の場に同席したりするようになり、オランダ医師会もその存在価値を認めています。自分の主治医が安楽死の要請を拒否したときにセカンドチャンスを与えてくれる場として、患者の間でも知名度が上がってきました。

安楽死後の臓器提供

ある意味で、安楽死ほど臓器提供に適している死はないかもしれません。安楽死は計画的な死。いつ死ぬかわかっているから、事前の手配が可能。提供者の身体状態も事前に明らかになっている。それに何より、安楽死を選ぶ人のなかには、いくら手間はかかっても、「最後の願い」として、自分の死を社会に役立たせたいと思っている利他的な人たちが多い。また、家族もそれを支援する（ケチなオランダ人のこと、使えるモノを無駄にしてはもったいないという気持ちもあるのかもしれない）。

安楽死を認められた精神疾患患者に、臓器提供をして社会に役立ちたいという気持ちがとくに強いようなのは、自分はこの世に帰属感をもつことができなかったけれど、臓器提供という形で世界との関係をつくりたい――という思いがあるからなのでしょうか。

本人の要請による安楽死後の臓器提供は、今のところオランダとベルギーで可能で、カナダは検討中。

一般に臓器提供は、生きているうちに行う場合と死後に行う場合があり、死後でも脳死後と心臓死後がありますが、安楽死後の臓器提供は心臓死後になります。

当初、安楽死後の臓器提供は、集中治療室で医療処置を継続するのは意味がないと判断され、延命治療を中止した後の臓器提供と同じカテゴリーに分類されていました。けれど新たに「安楽死後の臓器提供」というカテゴリーが設けられて、ほかのタイプの死後の臓器提供との比較ができるようになりました。

原則的に、多発性硬化症やALSやパーキンソン病のような神経疾患の患者、年齢は七六歳以下、臓器がよいコンディションであることが、安楽死後に臓器を提供できる前提条件。安楽死を遂げる患者の約一〇%が、潜在的な臓器提供者といわれています。

オランダでは、一般に市民が死後の臓器提供に関して登録をする際、四つの選択肢があります。①死後臓器を提供する、②死後臓器を提供しない、③近親者が決める、④指定する代理人が決める。

二〇二〇年から、登録しない人たちは自動的に「臓器提供に異存なし」と分類されることになりました。というわけでオランダでは全国民の、臓器提供に関するステータスが明らかになっていることになります。

二〇一二年にオランダ初の安楽死後の臓器提供があってから二〇一九年までの間に、約六〇人が安楽死後に臓器を提供しました。患者の希望を知った家庭医が、協力してくれる病院を見つけ、手順を決めていくという形で始まり、マーストリヒト大学病院とエラスマス大学病院が最初のマニュアルを発表、それをもとに二〇一七年に全国ガイドラインができました。

提供される臓器は、死後できるだけ早く、二時間以内に移植されなくてはなりません。安楽死後に臓器を提供する場合、通常、手術室に近い部屋で家族に別れを告げる時間を十分にとってから、病院に赴いた家庭医によって安楽死が実施されます。

死が迅速かつ確実であるために、臓器提供がかかわる安楽死は、すべて医師による注射法。自死の援助は認められません。

安楽死後、規定の「ノータッチタイム」の五分置いて、遺体はすぐ近くの手術室に運ばれ、臓器が摘出されます。それを、待機していた希望者に移植する。

事前の検査で、どの臓器が適しているか確認されているのですが、採用されるのはたいてい腎臓、肺、肝臓か膵臓。脳死状態でなくてはならないので、心臓は今のところはできません。

ちなみに安楽死後の臓器移植に関し、腎臓についてはすでにそのコンディションの調査が行われていて、集中治療室で延命治療中止後の腎臓よりベター、脳死後と同等のコンディションであるとのこと。

オランダでは安楽死は不自然死なので、検死医が現場を確認し、検察の担当官が、安楽死後の遺体の移動と臓器摘出の許可を与えなくてはなりません。臓器摘出後、病院の安置所からいったん自宅に遺体を運ぶか、直接葬儀場に運びます。病院にいる時間は二〜四時間程度で、葬儀のタイミングには影響なし。

これが安楽死後に臓器を提供する場合のプロセスで、安楽死と臓器提供のコンビネーションは、必然的に病院で死ぬことを意味していました。

オランダで安楽死後の臓器提供の大きな障害となるのは、安楽死要請者も市民一般も、自宅で、家族に囲まれて死ぬのを望むということ。通常「家庭的な死」である安楽死のほとんどが、自宅で家庭医によって実施されます。どうしてもアットホームな雰囲気で死にたければ、臓器提供はあきらめなくてはならなかったわけです。

在宅安楽死と臓器提供

二〇一四年にALSの診断を受けた当時三七歳のピーターは、将来自分で決めた時点で安楽死をし、臓器を提供すると決めました。ただし住み慣れた自分の家で、家族に囲まれて死ぬ。

安楽死後の臓器提供では、安楽死と臓器提供という、それぞれ独立した複雑でデリケートなプロセスが重なることになります。

ズウォレ市郊外のダルフセン村に診療所をもつ、ピーターの家庭医ハン・ムルダーは、ピーターの希望は承知しながらも、最初は安楽死の話し合いに集中して、最期についてのピーターの意思をじっくり確認しました。

その後、臓器提供の検討を始めました。ピーターの「僕を失望させた自分のこの病みきった身体を、なんとか誰かの役に立たせたい」という気持ちには同情できても、自宅で最期の眠りにつくことと臓器提供を両立させる方法について調べてみると、問題だらけ。けれど「絶対可能なはずだ」と信じる、ズウォレ市イサラ病院の集中治療専門医ハンス・ゾネフェルドに出会って、膨大な時間はかかったけれど、ピーターの願いを叶える方法を二人は見つけました。

ALSの診断が出てから三年後、完全に身体が麻痺状態になり、いよいよピーターは安楽死の実施を希望しました。

輝くように美しい二〇一七年四月のある日、ピーターは自宅のテラスで、母親の腕のなかで、家庭医であるムルダー医師によって準備された薬を服用して昏睡状態に。人目につかないよう近くで待機していた救急車に運ばれると、なかではゾネフェルド医師が待っていて、ピーターの昏睡状態が続くようにしました。そして病院で安楽死の最後のステップをムルダー医師が行い、それから臓器移植。その晩、ピーターの遺体は葬儀社によって自宅に運ばれ、親しかった人たちは別れを告げにくることができました。

病院勤務の集中治療専門医が病院外で働くための許可を得ることからして、たいへんな努力を要したそうですが、一人の患者から得た刺激によって多くのことを学んだと、二人の医師はピーターに感謝しているそうです。

ムルダー医師とゾネフェルド医師は、患者が自宅で最期の眠りにつき、病院で臓器移植するこの方法のマニュアルを作成しました。このやり方で、二〇一九年までに三件の安楽死後の臓器提供が行われたとのこと。

二人が作成したマニュアルは評価中で、まだ安楽死後臓器提供の全国マニュアルの一環にはなっていません。けれど家族に囲まれて、自宅で、なじみ深い家庭医によって臓器提供をともなう安楽死が可能であるという認識が広がれば、さらに多くの安楽死要請者が臓器提供を考慮することはおおいに考えられます。

安楽死後の臓器提供の倫理課題

安楽死後の臓器提供と、一般の臓器提供には相当な差があります。

事故などの後の臓器移植であれば本人には意識がないけれど、安楽死ならば、最後の最後まで本人に意識がある。そして安楽死の場合、近親者も巻き込んで、長い間安楽死と臓器提供の両方について考えてきているし、どの時点においても、安楽死も臓器提供も撤回することができる。また本人が臓器提供、あるいは安楽死自体についての気持ちを変えたのなら、迷わずに撤回できるような環境が必要とされています。

たしかに現在オランダでは移植用の臓器が不足しているけれど、だからといって、臓器ハンティングのために安楽死に目を向けているという印象を与えるのは絶対のタブー。患者から安楽死の相談を受けた医師は、患者自身が持ち出せば臓器提供についても説明をするけれど、医師側からは臓器提供のことは持ち出しません。

いったん患者が安楽死後の臓器提供の相談を持ちかけたなら、そのためには決して楽ではないかもしれない検査があることを説明しなくてはならない。またあらゆる時点で、いかなる理由でも、安楽死も臓器提供もストップをかけられることを伝えるのも、家庭医の重要な任務。そして安楽死を実施する医師と、移植を担当する医師は必ず別でなくてはならない。

移植希望者は、安楽死が行われる部屋のすぐ近くの手術室で待機しているけれど、いくら提供者が知りたがっても、移植希望者については何も教えません。それは、直前になって臓器提供を取りやめたくなったけれど、自分の臓器を待っているその（ちょっとでも知ってしまった）人に対して悪いからと思って、言い出せなくなるのを恐れてのこと。

臓器移植にあたって、一般に臓器の質がよいのは脳死後の場合。現時点で心臓移植は、脳死後しかできません。心臓を提供したいという安楽死要請者はけっこういて、昏睡状態になったら心臓を摘出してほしいと、患者のほうから申し出ることもあるそうです。けれどそれは技術的には可能でも、法的に不可能。それにいくら本人自身がそれを希望しているといっても、生きている人間から心臓を取り除くということだから、医師の心情的にも難しい。

将来の倫理あるいは法的な課題として、次があります。

●安楽死後に臓器提供が可能であるということを知らない人たちは、まだ多い。知っていればぜひしたいという安楽死要請者は相当いるはず。安楽死の要請を受けた医師が、臓器提供が可能であることを持ち出してよいものだろうか。その場合、臓器提供の可能性が「安楽死トーク」に悪影響を与える可能性はあるだろうか。

●安楽死を認められた患者が希望する場合、昏睡状態のときに臓器を摘出してよいものだろうか。それができれば移植する臓器の質は向上するし、心臓移植も可能になる。けれどそうなると、臓器提供は死後ではなく、生前となり、死因は安楽死でなく、臓器摘出手術となる。

●現在の法律では、提供者の健康に影響を与えるのであれば、生前の臓器提供は、提供者の死が迫っていて、その死を回避できない場合のみ認められる。安楽死を目前に控えていることは、回避できない死が迫っていると解釈できるのだろうか。

●安楽死を実施される患者が、まだ昏睡状態にあるときの臓器摘出が認められるとすれば、患者の生命を終結するのは、その患者を知らない移植医となる。それは患者あるいは患者の家族にとって受け入れられるだろうか。
●現在、臓器提供者は移植希望者について知ることはできないし、移植希望者を指定することもできない。将来的には、提供者が、自分の臓器の移植希望者を指定するのを可能にすべきだろうか。

このような点を、臓器ハンティングをしているという印象を与えずに、提供者の自律と最後の願いを尊重しながら議論するのはとてもデリケートなこと。きっと何年もかかることでしょう。

第6章　若い人たちの安楽死

子どもの安楽死の枠組み

オランダの「安楽死法」は、一二歳から適用されます。

非常に重度な障害をもち、耐え難い苦痛があると想定される一歳までの新生児の生命を、親と医療チームの協議で終結する行為については、「フローニンゲン・プロトコール」と呼ばれる、地域安楽死審査委員会を含む規定があります。年間一五件程度適用されますが、本人の要請がないので、法的には安楽死ではありません。

一〜一二歳の子どもに関しては、今のところルールは空白。

緩和できない激痛に悩まされ続けた一〇歳の子どもを、親と医師が相談のうえ、絶食により死に導いた事件が、二〇二〇年秋に報道されて話題になりました。その子どもはまれな先天性の常染色体優性疾患による重度の障害をもち、死後にスミス・キングスモア症候群（ＳＫＳ）と診断されました。一二歳以下の子どもの安楽死を認めることを求めて、親が体験を語っています。

シュリューダー夫妻の娘ミルーは、重度の自閉症以外にも、日常的に発熱、痙攣、アレルギー、強い痛みがあり、その人生は生まれたときから危機から危機への旅路でした。入退院を繰り返し、アメリカまで行って受けた脳手術も効果なし。知能レベルは三ヵ月の乳児のまま。めったになかったけれど、強い鎮痛剤の効果が出たときだけは、ミルーは好きな音楽に合わせてクッションの上に乗せた頭を動かしたり、目が合っていることを視線で伝えることができました。

献身的にミルーの世話をしてきた両親は、娘が伝えようとすることはすべて理解できていると信じ、自分たちの「すばらしい」娘がこの世で生きていくための、あらゆる努力を惜しみませんでした。

けれど娘が極度の疼痛に苦しんでいるのを見るたびに心が痛み、ミルーが五歳のとき、万一の場合には蘇生は行わないと決めました。そして一〇歳のときには、もう入院はさせないことにしました。入院中の治療が痛いので、ミルーは入院に怯えていたし、退院後はいつも入院前より状態が悪くなっていたからです。

家を改造して、ミルーを苛立たせる音が入らないようにし、ミルーに接する者が完璧に清潔であるように注意し、家庭医、訪問緩和ケア医、看護・介護チームに支えられて、両親はミルーの世話を続けました。けれどどのような緩和ケアを用いても、ミルーの痛みは減りませんでした。

いくら手間・時間がかかっても、娘の面倒をみることはまったく厭わず、「ミルーの身体が温かい限りは、ずっと生きていてもらいたい」と思っていた両親も、それは利己的な考え、ミルーを苦痛から救うことを優先すべきと思うようになりました。痛みなら緩和ケアで解決できるではないかと思っている人たちは多いけれど、どのような緩和ケアでも抑えられない苦痛があることは、ミルーを見れば明らかでした。

見通しのない絶望的な状況、耐え難い苦痛、医学的に可能なすべての処置の実施と、安楽死の要件はすべて満たされていました。生命は尽きたと両親が思ったとき、安らかな最期の眠りにつかせるという形でミルーを見送りたかった。それが一〇年間壮絶な痛みと闘った娘にふさわしい、尊厳ある死だと信じたからです。けれどミルーの年齢が一～一二歳の間だったので、合法的な安楽死は不可能。

医師たちと相談のうえ、両親は、ミルーに補給していた水分と栄養を断つことにしました。死が訪れるまでの時間は、ミルーにとっても両親にとってもトラウマになるのではないかと心配されましたが、一〇日後の二〇一七年三月一二日に、ミルーは一〇年間の苦しみから解放されました。

年齢制限に関する議論

一昔前までは生存できなかった子どもが、生き続けることができるようになった。それはたしかに進歩だけれど、負の側面もある。年間おそらく五～一〇人程度の子どもにしか該当しなくても、最後の手段として、一二歳以下の子どもたちにも安楽死の可能性があるべきだと、ミルーの両親シドニーとユルヘンは主張します。たとえその最後の手段は使わなくても、そうした手段があるというだけで、親にとっても、子どもにとっても、医師にとっても落ち着きがもたらされると、二人は信じています。

現時点では、家族（あるいは本人と家族）の要請に応じて重度の障害・苦痛のある一～一二歳の子どもの生命を終結した医師は、刑罰を免れるためには、不可抗力の「緊急避難」に訴えるしかありません（第4章参照）。一二歳以上の患者の安楽死についても、「安楽死法」制定以前はこれを根拠に、実施した医師は処罰阻却となっていたのですが、医師会・保健省・検察の合意に基づくプロトコールがありました。医師はこれに従えば合法と同等と見なしていたのです。そのようなプロトコールが一～一二歳の子どもに関しては存在しないので、医師が「この年齢では安楽死は実施できない」と親に告げても無理はないのです。

オランダモデルの安楽死法を導入したベルギーでは、判断能力があることを要件に、二〇一四年から年齢の制限を排除しました。

オランダでも、要請者が「自己の利益について合理的な判断をすることができる」、つまり任意に熟慮された決定ができるという要件を満たす限り、年齢の制限は必要ない、年齢制限を排除すべきという声が強くなってきています。多くの小児科医は、死期の近い子どもたちは、普通の子どもたちと比べて精神的に非常に早く成長し、安楽死を望むかどうかは別として、自分の人生の終焉に関して考え、話し合い、決めることができると言っています。

オランダでは現在、本人と家族の要請、場合によっては家族と医師との話し合いに基づく医療的な決定として、一～一二歳の年齢層に関しても、生命の終結を認める法的枠組みを用意しようという具体的な動きがあります。一歳児や二歳児は、熟慮した本人の要請という安楽死の大前提を満たせないので、「安楽死法」の適用可能年齢を変えるだけではなく、新しい法律になるという見通しもあります。けれどヒューホ・デ・ヨング保健大臣は、新しい法律をつくる必要はない、新たな「規定」だけで対応できるはずだという見解。果たしてどうなることやら。

若者の安楽死

オランダの「安楽死法」二条三項によると、一二～一六歳の安楽死要請には、親（か親に代わる養育者）の同意が必要。一六〜一八歳は、親と安楽死の計画について話し合う必要があるけれど、同意は必要なし。一八歳以上は親が関与する必要はないのですが、ほぼ一〇〇％のケースで、親は子どもの計画を承知し、最終的には同意しています。

オランダで「若い人の安楽死」というと、三〇歳以下の人たちを想定しています。二〇一九年の地域安楽死審査委員会報告書では、六〇〇〇件余りのうち一五件が三〇歳以下でした。一二〜一七歳の未成年者が含まれる年もあるのですが、二〇一九年はなし。

年齢にかかわりなく、死期が迫っている身体疾患がある場合の安楽死は、オランダ社会全体で、比較的すんなりと受け入れられるようになりました。死期には影響のない精神疾患となると、事情は相当異なります。医師が安楽死を実施する率はぐっと下がり、二〇一九年では、認知症を除く精神疾患の人の安楽死は六八件にすぎませんでした。これが若い人の安楽死要請となると、医師はさらに躊躇します。

「死期が迫っている」ということは安楽死の要件には入っていなくても、医師が記入しなくてはならない用紙には、安楽死を実施しなかった場合の生命予後の推定が質問事項にあります。死期が遠い場合の安楽死というのは、家族にとっても医師にとっても、受け入れることがとても難しいものです。

精神的な疾患を理由に安楽死を求める患者、とくに若い患者は増えています。一方、安楽死の実施は考えられないと答えた精神科医は、一九九五年は五三％だったのが、二〇一六年には六三％になり、ニーズと反対の動きになっています。安楽死要請は病気のせいなのか、その人自身の判断からきているのか判断しにくい。それでも二〇一六年の統計では、四％の精神科医が、一度は安楽死を実施した経験があると答えています。

オランダ精神科医協会では、精神疾患患者の安楽死要請に関して、通常はプロセスの終わりのほうにくるセカンドオピニオンだけではなく、初期段階で患者の疾患の専門家によるセカンドオピニオンを得ることをプロトコールとしています。

自殺と安楽死の狭間

私は「自殺」と「自死」をできるだけ使い分けています。両方とも自己決定の死ですが、自殺は多くの場合秘密裡に行われ、他者に迷惑をかけたり、近親者にトラウマを与えたりします。自死は、近親者と対話を行い、寄り添ってもらって迎える、安らかな、「よき死」になりうる死のこと。オランダでは、「自死」と「自己安楽死」はほぼ同じといえるでしょう。

安楽死は医師がかかわる行為ですが、自己安楽死は本人自身が主導権をもち、本人自身の手で生命を終結させます。信頼できるところから入手した薬物を使う方法がおもですが、ヘリウムを使う場合もあります。本人が死ぬ場に近親者が同席したり、死ぬ人に言葉をかけたり抱いていてあげるなどの「精神的な援助」は自殺ほう助罪に該当しません（生命終結のための具体的な物質や手段の提供や指示は、自殺ほう助罪になります）。その死は不自然死とされるので、警察に届け出なくてはなりません。

ただし自己安楽死の一種とされる断食による死は、自然死で、警察に届け出る義務なし。断食の場合は、医師は口腔ケアや精神安定剤の投与などを行うことが義務づけられています。

安楽死を求める精神疾患をもつ若い人たちは、安楽死が認められなければ自殺するというケースが多いようです。自殺未遂を繰り返した末、次は絶対に死ぬと、安楽死要請のプロセスを始めることもあります。

親にしてみれば、もちろんわが子が死ぬのはつらい、死んでもらいたくない。けれど、苦しみ続けているわが子が、どうしても死にしか望みを見出せないのであれば、一人で死なせたくない。死ぬとき寄り添っていてあげたい。こういう気持ちがあります。

安楽死を要請した若い人たち

◆アヌック

アヌック・コープスは九歳からずっとうつ病で、境界性パーソナリティ障害の診断も加わりました。一五歳からありとあらゆる治療を受けたけれど、あまり効果はなかった。それでもファイターのアヌックは、退院するたびに学校に復帰し、パーティーにも顔を出したりしたけれど、心のなかはいつも孤独でした。

あるときから、重度な精神的苦しみのせいで歩けなくなり、車椅子の生活となったのですが、後から考えてみると、すべての問題を足のせいと見なすことができたこの時期が、アヌックの人生で最も幸せな期間だった、と母親のマリアンは振り返りました。

電気ショック治療を受けてから、アヌックは真剣に死ぬことを考えるようになりました。うつ病がひどくなり、眠れなくなった。マリアンは、「ママがあなたをこの世に迎えたのだから、どうしても生き続けられなくなったら、一人で逝くことないわ。ママも、パパも、傍らにいてあげるわよ」と、娘に約束しました。

そして、一年間におよぶ安楽死要請のプロセスを、家族全員で支えました。その一年間は遺族にとって、かけがえのない時間となったそうです。

亡くなったとき、アヌックは二九歳になっていました。

◆オーレリア

二〇一八年一月二六日、二九歳のオーレリア・ブラウワースは、蘇生拒否ピンを胸につけ、数多く腕にある自傷の傷跡を隠すように長袖のセーターを着て、デオドラントスプレーを目にかけてしまう習癖があるために真っ赤な目をして、安楽死エキスパティーズセンターの医師に安楽死を実施してもらいました。友人たちに囲まれて、好きだったヒューー・ローリーの音楽が流れるなかで。

一〇代の初めから境界性パーソナリティ障害患者だったオーレリアは、不安症や心的外傷後ストレス障害も患っていて、自分の身体を傷つけずに二四時間過ごすのはほぼ不可能でした。一五歳のときから、彼女は何度も強制入院させられました。

眼球運動による脱感作と再処理法、ビジュアライゼーションやウォーキングによる治療、グループ治療に個別治療、感情コントロール。唯一試みなかったのは電気ショックで、それは彼女には痙攣の症状があったから。抗うつ剤、抗精神病薬も一通り試した。つまりオーレリアは、考えられる治療はすべて試みたのです。

真剣に死を求めるようになったのは二一歳から。自殺を試みたこともあったのですが、助けられました。昏睡状態から意識が戻ったとき、「あなたはラッキーだったのよ、もう少しで死ぬところだったのだから」というナースの言葉で迎えられ、とても落胆したこともあったそうです。

それで今度は絶対に死ぬという決意で、安楽死要請のプロセスを開始しました。娘の苦しみをつぶさに見ていた母親は、オーレリアの選んだ道に理解を示しました。

患者から安楽死を要請されて拒否する精神科医の六八%は、ほかの医師を紹介しないという統計がありますが、長年オーレリアの主治医だった精神科医は、自分では自死の援助を引き受けられないと伝えたうえで、安楽死エキスパティーズセンターへとつなぎました。オーレリアは待ちかねていた死を、安楽死エキスパティーズセンターの医師によって、安らかな形で得られることになったのです。

もっともセカンドオピニオン医師が来たとき、「友だちに囲まれて、ヒュー・ローリーの音楽を聴きながら死にたい」とオーレリアが言うと、この医師は「ほう、音楽が好きなのですね」と応じて、オーレリアはヒヤリとしました。患者にまだ人生の楽しみがあれば、医師は安楽死を認めるのを躊躇すると知っていたからです。けれどセカンドオピニオン医師も、彼女の安楽死の要請を認めました。

オーレリアが死ぬ前に語ったこと。「もし精神疾患がなかったら、私は死の願望をもたなかっただろうか、と自問したことがあります。精神疾患がなかったとしても、死を求めただろう、というのが答え。とにかく私は、この世に属する者ではなかったの。この広い世界で、私はどうしても自分の場所を見つけることができなかった」。

◆ブリット

高校時代まで周囲の人たちから朗らかな女の子と思われていたブリットの心のなかは、いつも孤独感でいっぱい。自分は普通ではないと思っていました。一六歳のとき父親が亡くなると、急にうつ病が悪化して、治療を繰り返した結果、もう治療はしない、ただ死にたいと思うようになりました。

安楽死エキスパティーズセンターの精神科医のもとで、安楽死要請のプロセスを始めたところで、体験者として、オランダ自発的生命の終結協会（NVVE）の、「安楽死は精神的苦痛の治療の選択肢か？」というシンポジウムのスピーカーを務めることになりました。シンポジウムは二〇一八年一〇月一一日に開催されました。以下がブリットのスピーチ原稿です。

私が受けた精神ケアの歴史は長いものです。問題が周囲の人の目につくようになったのは、私が一六歳のときパパが亡くなってからでした。けれどそれ以前からずっと、自分はほかの人たちとは違うと感じていました。何年も何年も元気よく振る舞ってきたので、誰も私が孤独で悲しいということに気がつきませんでした。私の弟には重度の障害があったので、両親は弟の面倒を見るのに精一杯で、これ以上親に心配をかけたくなかったこともあります。弟はパパが亡くなった一年後に亡くなりました。

学校ではベストを尽くし、進学コースで成績もよかったし、朗らかな女の子と見られていました。だけど私は本当はちっとも朗らかなんかではなかった。短い期間だけ病気だったパパが亡くなってからは、朗らかなふりもできなくなってしまいました。その頃から私は意図的に自分を傷つけるようになり、苦しみと悲しみと怒りでいっぱいで、どのように振る舞えばいいのかわからなくなってしまいました。頭のなかはいつも何かの声で満杯。数年間途絶えることなく、数えきれないほどのセラピーと入院が続きました。それでも私の心は傷つきやすいままでした。

もう学校に復帰することも、就職することもできなくなっていました。どんなストレスにも耐えられなくなったのです。ある時期は、一見静かな生活を送っていたのですが、それは毎日仮面の生活でした。完全に不幸で、生きていくことの意味がわかりませんでした。でも独立して暮らし、自分の自動車もあり、いつも一緒だった犬もいて、見かけはうまくいっているようだったので、誰も私が何を感じているか知りませんでした。

一年半前ほどから、問題が悪化してきました。当時、精神的な問題の体験者として、経験を共有する訓練を受けていました。まだ意味のあることができるか、再度試したかったのです。もう一度最大限の努力をして、よりよい人生にしようとしたのですが、残念なことに、完全な失敗でした。しょっちゅう危機状態になり、何度か自殺未遂をし、重度のうつ状態になってしまいました。

その時点で、私はもう生きていきたくないのだと認識しました。私の将来は真っ暗だし、真っ暗であり続けることでしょう。ママを悲しませたくなかったので生きているけれど、本当は存在したくなかったのです。

一二月に安楽死エキスパティーズセンターに行きました。私は自分の人生、とくにこの苦しみから解放されたいのです。もうセラピーはいや。もう患者になりたくない。とくにこの苦しみはいや。それでも私は強いように見えるので、誰もが「彼女ならなんとかなるよ」と思っているようです。

でも誰も、私が絶望から何時間もぶっ続けで泣いている場にはいないのです。頭のなかで聞こえる声を消そうと、壁に頭をぶつけていることを知らないのです。私が苦しみでのたうち回っているのに、誰も気がついていないのです。私の気持ちが深く沈んでいることを誰も見ないし、感じないのです。毎時間、毎秒がとにかく早く過ぎ去って、その日が終わることだけを私が願っていることを知らないのです。私の様子を見ていて、何が起きているか知っているのはママ一人です。ママも私の苦しみが終わるのを願っています。私を失いたいからではなく、私を愛しているからこそです。

四月に私は安楽死エキスパティーズセンターの精神科医に、初めて会いました。私はこの医師に、どうか私を、今すぐ、今日にでも救ってくれるように懇願しました。だけど、そういうわけにはいかないのです。それはわかっていたのですが、懇願せずにいられなかったのです。

安楽死を実施してもらうには、いくつか要件を満たさなくてはいけないのです。けれどそれをする力がないのです。今、この場で、自分の人生が終わるのを願っているのですから。

ママのために、人間的な形で生を終えたい。だけどまだその段階まで来ていない。「可能な治療はやり尽くした」という結論に達するまで、まだいくつかのことをしなくてはならないからです。私の問題は目につくわけでないので、安楽死はしてもらえないかもしれません。

私のことを若くて、インテリジェントで、ナイスだと誰もが思っています。だけど信じてください、私自身はまったくそのように感じていないのです。けれど安楽死エキスパティーズセンターでは、私を私のまま見てくれました。私の問題について真剣に考えてくれました。そのおかげで私は落ち着き、力を得て、もう少しだけと思いますが、生き続けることができます。

今の時点で、私の安楽死要請のプロセスがどの方向に進むかわかりません。安楽死エキスパティーズセンターで、私の要請を認めてくれるかどうかわからないからです。認めてくれることを願っています！　けれどもし私が死の願望を捨てることができるとしたら、安楽死エキスパティーズセンターのおかげだといえます。

このシンポジウムのタイトルは、「安楽死は精神的苦痛の治療の選択肢か？」ですが、私は声を大にして言います。「イエス！」。安楽死の見通しがなかったら、今日私は、このシンポジウムの場にいることはなかったでしょう。

この原稿を読み上げたのはブリットではなく、ブリットの母親でした。ブリットは安楽死エキスパティーズセンターの回答が出るまで苦しみに耐えることができず、アパートから飛び降り自殺しました。

◆マルチアノ

二〇一九年一二月二二日に亡くなったマルチアノ・ピルソンの人生は、生まれつきの脳障害のために、初日から最後の日まで、すべてを完全に他者に依存する生活でした。それでも母親と双子の弟リカルドを筆頭に、家族・親類そろって彼を支援して、ありとあらゆる場に連れていき、何度も海外旅行に出ることもできました。

けれど成長するにつれて、弟や従弟たちがスポーツを楽しみ、ガールフレンドができても、自分には将来がないことを、マルチアノはつらく感じるようになってきたのです。いくつかのタイプの施設に入ったことも、一人暮らしをしたこともあったけれど、結局二年後には家族の住む家に戻ってきました。

最初に死の願望を打ち明けたのは、深い愛情で支えてくれていた母親に対してでした。母親が自分の死の願望を理解してくれたことは、マルチアノにとって、大きな解放感をもたらしたそうです。まわりの人たちは「まだ若いのに」と繰り返し言ったけれど、もうマルチアノは生き続けたくなかったのです。

弟のリカルドは、「本当に死にたいのなら、僕は一〇〇%その決意を支援する」と約束して、その時点から兄弟は一緒に、マルチアノが安らかな死を得ることができる道を探り始めました。

最初に二人が訪れたのは、生まれたときから世話になっていた家庭医。家庭医は、自分ではこの場合安楽死を実施できないけれど、してくれそうなところを紹介すると言って、必要な記録を整えたうえで、安楽死エキスパティーズセンターのことを教えたのです。安楽死エキスパティーズセンターの医師が、果たして安楽死を実施してくれるかどうか心配だったし、ほぼ一年かかったけれど、マルチアノの希望は叶えられることになりました。

安楽死が決まってから、マルチアノは朗らかになり、再び音楽を楽しむようになりました。母親は、「残るのが私一人だったら、一緒に逝ったのに」と思い続けていたとのことです。

カトリックのマルチアノは、自分自身で告別式の段取りを決め、死ぬとき身に着けるスーツを選び、客にふるまう食事にも口を出し、一生に一度のこと、豪華にいくことにしました。父親もそれに大賛成。

マルチアノの部屋には、アレキサンダー王とマキシマ女王の写真のコラージュが飾られていたそうです。彼は国王夫妻に共感していたのです。「彼らも僕と同じように、選択肢はないんだよ」。

次の遺書を残して、安楽死が叶えられたとき、マルチアノは二八歳になっていました。

愛する人たちへ

過去何年間も、僕は笑っていても、心のなかは大きな悲しみでいっぱいだった。自分の身体のなかで虜になっていたからだ。だけどようやく僕の大きな望みが叶えられることになって、今やっと安息を感じている。悲しみも苦しみもなく、亡くなったお祖父さんとお祖母さんのところに向かう旅に出られるんだ。

◆ノア

ノア・ポットホーヴェンは、精神疾患ケアのあり方を批判し、身体的問題のない若い人の死の願望も真剣に受け止めることを要求する活動家として死にました。外国のメディアは、ノアは安楽死エキスパティーズセンターの援助を得て死んだと伝えましたが、それは間違い。彼女が選んだ最期は自己安楽死、断食でした。

五人家族のポットホーヴェン家は、まったく問題などない家族のように誰の目にも映っていました。長女のノアは頭がよいだけでなく、明るく、親切な子で、獣医になるのが夢でした。

二〇一六年のある日、ノアの母リゼットが娘の部屋のタンスを動かしたとき見つけたのは、ノアが家族や友人に遺すつもりの別れの手紙。けれどその日の午後、ノアはいつものように笑いころげながら、友だちと一緒に学校から戻ってきたのです。リゼットには、すべてが悪夢のように思えた。父親のフランスも、娘の状態がまったく理解できなかった。

一一歳のとき、ノアは学校のパーティーでいたずらをされました。そして、すでに拒食症の徴候を示していた一四歳のとき、ランニング中、二人の男性にレイプされたことを隠し続けていたのです。両親は何かおかしいと感じて、娘に問いただしたけれど、答えを得ることができず、パズルのピースが一つ見つからないような気持ちを抱いたまま、時が流れていきました。

両親が相談したカウンセラーのアドバイスが、「原因を突き止めるより今に目を向けるべき」であったせいもありました。

その後ノアには、最初に症状があった拒食症と自傷癖以外にも、うつ病、心的外傷後ストレス障害、パーソナリティ障害の症状が現れました。そしてある施設できつい言葉を投げかけられ、隔離病室に入れられた結果、症状が悪化しました。

現在の医療制度のもとでは、彼女の複数の症状のケアは症状別・施設別に細切れになるので、よいセラピストにめぐりあっても治療を継続できず、真の問題解決にはなりませんでした。

二〇一八年に出版された『勝つか、学ぶか』という題名の本で、ノアは自分の過去とオランダの精神疾患ケアの実情について書き、大きな反響を呼びました。ヒューホ・デ・ヨング保健大臣がじきじきに彼女を訪問したほどです。

けれどその成功も彼女を救うことはできませんでした。ノアが最後の望みをかけていたトラウマ・セラピーのクリニックで、最初の週の終わりに、「複雑すぎるケースで、こちらでは扱えない」と伝えられたとき、両親は、もうノアは死を選ぶとわかっていたということです。

ノアの死後、彼女の本の影響で、彼女の場合のように、複数の症状が併存する、若い人の「複雑な」ケースを対象としてアドバイスを提供する専門センターが、二〇二〇年に五ヵ所設立されることが決まりました。

自殺した子どもの親

二〇一九年、ティーンエイジャーの自殺が前年より一六人多い六七人となって、オランダ社会はびっくり。自殺、とくに一〇代の自殺は、家族にとってまったく予期していなかった場合が多く、大きなショックとなります。

精神疾患をもつ子どもを自殺で失った二人の母親ジャネット・コローネンとカリーン・デ・フリスは、二〇一七年に「精神医学における安楽死財団」を設立しました。

ジャネットの娘は、施設で、ビニール袋を頭にかぶり、ベルトを巻き付けて自殺。ジャネットとカリーンは、どうしても子どもが死を選ぶのであったら、孤独でみじめな自殺でなく、自分たちの腕のなかで、安らかに死んでいってもらいたかったと悔やみました。

二人が設立した財団が求めるのは、「精神科医と心理療法士が、患者の死の願望をもっと真剣に捉えることと、死の願望には正当な根拠があると認識すること」。

ジャネットは、「死んだ娘の治療を担当していた精神科医は、娘の死後、精神疾患患者の安楽死を真剣に受け止めるようになりました。それが私の救いになっています」と話しました。

この二人の母親の意見では、「むしろ年をとっている精神科医のほうが、経験が深いせいか、理解がある。若い精神科医は、病気を治すことに躍起になって、患者の死の願望に親身に耳を傾けない傾向がある」とのことです。

メンタルヘルスケアの領域では、自殺願望そのものは精神疾患として分類されておらず、いくつかの精神疾患でみられることのある症状と位置づけられています。通常は保険が適用される精神医療や心理療法の費用も、自殺願望のみについての相談であれば、医療の問題とされないので、保険償還の対象にならないことも、問題点となりえます。

この財団のホームページに、次の詩が掲載されていました。

ぼくが死ぬとき
そばにいてくれるといいな。
見つめ、見つめられながら――
さわってくれている手を感じながら――
それだったら、安心して死んでいける、
それだったら、誰も悲しむ必要はない。
それだったらぼくは幸せだ。
――レムコ・カンパート

精神医学における安楽死財団は、二〇二一年にオランダ自発的生命の終結協会に吸収されました。

自己安楽死した子どもの親

◆ルーク

ルーク・ファン・デル・ハーヴは、娘のマリットには生まれたときから生きる意欲がないと気づいていました。そして早くもマリットが一歳半のときに、そのことについて医師と相談しました。八歳で親に対して真剣に「死にたい」と語ったマリットの最初の自殺の試みは、一四歳のとき。その時点から、ルークは娘のことで心が休まることはありませんでした。

二度目の自殺未遂は最初の試みの二ヵ月後で、精神病院の閉鎖病棟にいたのにもかかわらず、建物の屋根から飛び降り、マリットは対麻痺となってしまいました。精神と身体の両方に重度の障害がある若者を引き受けてくれる施設はなく、ルークは週六日つきっきりで娘の世話をし、一日は父親が受け持ちました。娘の世話をしないでよい一日は、ルーク自身がクリエイティブ・セラピーに行く日。この日があるからこそ、彼女は娘に「私がそばにいる限りは、何をしてもいいわ」と言って、娘の世話を続けることができていたそうです。

マリットには友人もいたし、その若さにもかかわらず素晴らしい芸術作品を創作しました。けれどだからといって、マリットに生きる意欲が湧くわけではなかった。親子で楽しいひと時をもつこともあったけれど、ルークとマリットにとって重苦しい日々が連なりました。

うつ状態というわけではなかったけれど、マリットはとても不幸せで、自傷行為を続け、糖尿病にも悩まされました。

ようやくマリットがめぐりあえたよい精神科医も、最初はマリットの安楽死要請を拒否しました。けれどももう一度マリットが自殺を試み、失敗すると、この精神科医はマリットとつながりをもつことができなくなり、彼女の絶望について納得し、安楽死の実施を約束したのです。それを聞いたマリットは号泣しました。

ルークは娘が泣くのを見て、ほんのちょっとの間、娘は死をあきらめたのかと思ったそうです。けれどそれはうれし泣きの涙。安楽死が約束されると、一気にマリットは落ち着き、幸せそうになりました。

けれど結局マリットは医師による安楽死ではなく、自己安楽死の道を選ぶことになりました。精神疾患患者の安楽死には、通常のセカンドオピニオン医師だけではなく、二人目の精神科医の同意が必要。それが得られなかったのです。今ならば、おそらくマリットは安楽死エキスパティーズセンターに相談に行ったことでしょうが、当時安楽死エキスパティーズセンターはオープンしたばかりで、知名度が低かったのです。

信頼できる自死コンサルタントのアドバイスどおり、ビデオを撮って、この薬物による生命の終結が自分の意思によるもので、援助なしに遂げることを明確にするなど準備を整え、マリットは両親の腕のなかで、自己安楽死によって亡くなりました。それはようやく二一歳になっていた、二〇一二年のことでした。

マリットの死後、彼女の両親は、一四歳のとき最初に試みた自殺で彼女の生命が終わっていたほうが、娘にとっては幸せだったろうと思いました。けれどその後の七年間は、娘の死の決意について話し合い、理解し、受け入れ、支援するのに必要だったとルークは認識しています。一方、これ以上時間がかかっていたら、マリットは親の腕のなかではなく、孤独な自殺を死ねるまで試みただろうともルークは信じています。

医師による安楽死ではなく、自己安楽死だったので、娘の死後、ルークは警察署に出頭して、直接説明しなくてはなりませんでした。幸い、かかわった警察官は全員理解を示し、そのうち一人は、「自殺現場に行かなくてはならないこともあるのですが、今回ほどきちんと、尊厳のある形で調査ができたことはありません」というコメントでした。

「私たちが説明している間に、マリットの遺体が検査されたのはつらかったけれど、死ぬまでのクリスマス前の数日間、親子で素晴らしい時を一緒に過ごすことができました。マリットが生きている間は、いつも気持ちを強く保っていなければならなかったのが、急にそれがなくなって、呆然として、悲しみにひたることもできないままでした。娘の死は思っていたより一〇〇〇倍もつらかったけれど、七年たって、私には娘との素晴らしい二一年間が与えられたのだとようやく思えるようになり、人生に感謝しています」

◆ヘレーン

ヘレーン・ウェーバーの娘ドリーンの問題が明らかになったのは、一〇代のときでした。決して親やきょうだいから離れたいわけではなくても、ドリーンは純粋な絶望から、自殺未遂を繰り返しました。娘が死の願望を打ち明けてから、ヘレーンにとって毎日が、超高速で走ってくる列車の正面にいるようなもので、ちょっとでも方向を切り替えるのが遅れたら衝突は避けられないという不安感に満たされていました。

けれどヘレーンは、どのような場合でも必ず支援すると娘に伝えていました。二〇一六年にドリーンが精神科医に書面で安楽死を要請したとき、その書面が何であるか承知しながら、郵便ポストに入れたのもヘレーンでした。

ヘレーンの不安が確実な恐怖となったのは、ドリーンが喜んだ日。なかなか精神疾患患者には認められない安楽死のプロセスをこれから始めると、安楽死エキスパティーズセンターから連絡があった日でした。

ドリーンの安楽死の要請に対して、ある精神科医は「あなたは若すぎる」。もう一人の精神科医は、「私は生きるための援助はするけれど、死の援助はしない」。その時点ですでに一六年間も自殺未遂を繰り返していたドリーンにとって、まったく助けにならない言葉でした。

安楽死エキスパティーズセンターの精神科医によって、二〇一八年一一月に安楽死が実施されることが決まると、三二歳になっていたドリーンは、臓器提供をするために病院の手配をしました。

集中治療室のナースたちこそショックだっただろうと、ヘレーンは振り返ります。何しろ元気よく集中治療室に現れた若い女性が、二時間後には死体となって出てきたのですから。けれど娘にとってそれは解放だったことを、ヘレーンは承知しています。なぜなら死の前の晩、ドリーンは自分のアパートで寝たいと言って、一人で住んでいたアパートに戻ったのですが、翌朝両親と一緒に病院に向かいながら、ドリーンはこう言ったからです。

「今朝五時に目を覚ましちゃったけれど、一二時間後には私は死んでいると思ったら、すごーく安心して、ぐっすりもう二時間寝ちゃった」

死を語る若者たち

「ドードノマール」という表現には、「正常な死」という意味と、「そんなの常識」という二つの意味があります。私が「カフェ・ドードノマール」でゾラヤ・テル・ベークに会ったのは、二〇一八年のこと。彼女が二二歳のときで、大人しそうなボーイフレンドのスタインも一緒でした。

カフェ・ドードノマールは、オランダ自発的生命の終結協会の青年部がオランダの大学都市をまわって開催している、若者が死について語る場。

高齢者が死のことを持ち出すのは受け入れられるようになってきても、若者が死の願望とか死に関心があることを話すのはいまだにタブー視されているし、多くのセラピストも、死について相談に乗りたがらない。だから若者同士で、気兼ねなく死について話し合える場が求められていたのです。

そこは好奇心だけで来た男の子、家族の死に直面して死を考えるようになったティーンエイジャー、死の願望をもつ若者などが集まって、語り合う場になっていました。

ゾラヤは慢性うつ病で、自閉症でもあるそうです。いつも蘇生拒否のペンダントをつけていて、死ぬことや安楽死について考えない日はないと言っていました。以前働いていたけれど、職場では身体的なハンディキャップには理解があっても、目に見えない疾病は理解してもらいにくく、続けることができなかった。カフェ・ドードノマールでは、死に惹かれるのはお互い様なので、ホッとするとのことでした。

スタインがいるからこそ生きているのだけれど、自分がアパートで首を吊っているところをある日彼が発見することがないように、安楽死も考えているとゾラヤは言いました。後からドッと疲れが出て、ベッドにもぐりこまなくてはならないらしいのですが、彼女の話し方は明るくて元気。だから誰も彼女のもろさに気がつかないのかもしれません。

オランダ自発的生命の終結協会の会員数は二〇一八年で約一七万。そのうち約一%が四〇歳以下。二〇一三年から青年部を設けていて、一年に一度シンポジウム、二ヵ月に一度カフェ・

ドードノマールを開催しています。

私が出席したカフェ・ドードノマールでは、死の願望をもつ人たちのなかに一〇代の女の子もいました。ある若い女性いわく、「私が死にたいことを知っている友だちに、来月バカンスに行くのって言ったら、変な顔されちゃった」。すでに安楽死の要請が認められているという男性も出席していました。

一〇週早く生まれてしまい、運動能力と知的能力に制限のある人が二人いたのですが、「死にたい」と口に出すと、「あなたよりもっと悪い状態の人も大勢いる」とか「素晴らしいケアを受けているのに」と言われて、いかにも恩知らずと見られてしまうのがつらいと二人とも思っていることが判明。

重度の障害が複数ある車椅子の男性は、「とにかくどこに行っても目立つ。誰にも気づかれず、匿名で何かをすることができない」のがつらいとのこと。

わざわざカフェ・ドードノマールに来るくらいだから、積極的な人たちだけが集まったのかもしれなかったけれど、身体的なハンディがある人たち、見かけはまったく健常な人たちの誰もが、オープンに体験談を披露していました。むしろしゃべりたがっていたよう。安楽死トークが緩和ケアになるように、ここでも、しゃべることがセラピーになっているようでした。

私はまだ行ったことがないのですが、アメリカとイギリスからインスピレーションを得たといわれる、ユトレヒト市にあるエニックリカバリーカレッジは、メンタルヘルスの問題を経験した人たちが運営していて、問題を抱えている人はアポなしで立ち寄ることができるそうです。ここでは「診断」とか「治療計画」という言葉は出てこない。「自分自身に注意を向ける」とか「意識的な散歩」というコースならある。誰も「患者」ではないし、精神科医の出番はなし。ぶらっと立ち寄る人たちは、コーヒーを飲みながら、おもにおしゃべりを楽しむだけ。

エニックリカバリーカレッジは、苦しみと悲しみをもっていてもOKな、寄り添い合う運命共同体の場といえるかもしれません。医療従事者には必ずしも寄り添う勇気がないというのが、ここに来る人たちのご意見。

オランダでは二〇三〇年を目指して、地域志向の、日常生活のなかでのメンタルヘルスケアを展開していく予定です。専門家に頼るのは特定の場合のみで、ピア（対等な者同士）で助け合っていくのが当たり前になるというビジョン。そして施設の内であるか外であるかに関係なく、本人が主導権をもつというのはすでにコンセンサス。

林優里さんはSNSのチャットで仲間を見つけたし、オランダでもそういうサイトはたっぷりあるようだけれど、やはりナマの対面は一味違うようです。

最後に、生命の終焉について若者と話し合う、おもしろい試みをご紹介します。

「ローランズ」というのは、毎年六万人の若者が押し寄せるミュージック・フェスティバルなのですが、若者の調査をするために研究者もたくさん訪れるそうです。

二〇一九年のローランズでは、エラスマス大学病院とロッテルダム高等専門学校のケア・イノベーションセンターの研究者が、「どのようなアプローチが、若者と死について対話をもつのに効果的か」をテーマに、いくつかの方法を試してみました。

ヘルスケアの世界では、終末期を迎える若い患者と、十分前もって死について対話をもつことが困難。その改善のために、いくつかの実験をローランズ開催中に行うことにしたのです。

合計五四〇人が参加したのは、死後その人のデジタル人生はどうなるのかをテーマにしたディスカッション。アカウントはどうなるのか？　ＳＮＳに掲載した写真は、死後もいろいろな場所に出現するのだろうか？　携帯の写真はどうなるのか？　誰がアクセスできるのか？

関心を集めたのは、棺のなかに希望者が寝て、その人の最も好きな音楽を流すという実験。この実験に手を挙げた人が棺のなかで目を閉じると、毎回急に周りがシーンとなったそうです。友人は棺の横から、あるいは棺につながるチューブを通じて、その人に話しかけることができる。最初はビールを手にしてジョークのような様子だった人が真剣な話を始めたり、初めて死の可能性に直面して感情的になる人たちもいたそうです。一五〇人がこの実験に参加。

よく出たコメントは、「心の奥に誰かに伝えたいことがあるなら、生きている今のうちに言っておくべきだと悟った」。

第7章　後期認知症患者の安楽死

意思宣言書の威力

オランダの「安楽死法」には、よく知られる「注意深さの要件」以外にも、実は二〇〇二年までの判例やプロトコールにはなかったある項目が加わっていました。アドバンス・ディレクティブあるいはACPと呼ばれるような「意思宣言書」に、法的な根拠を与える二条二項です。これほど法的な効力のあるACPは、世界に類がないはず。

「一六歳以上の患者が自己の意思をもはや表明できないが、この状態に陥る前に自己の利益について合理的な判断をすることができると見なされ、かつ生命終結のための要請を含む書面による意思宣言書を作成していた場合、医師は、この要請に従うことができる。第一項で規定された注意深さの要件は、これを準用する」

私もそうだったのですが、ほとんどの人たちが、「安楽死法」はそれまでの慣習を法制化したにすぎないと思っていました。下院審議の土壇場修正で、意思宣言書に法的な根拠が与えられたのを認識していなかったか、気に留めていなかったかのどちらかだったのです。

「安楽死法」が導入される前も、熟慮されたことの一つの証拠として書面の意思表明があるのは常識で、法的な根拠は与えられていなくても、十分機能していました。ただし当時は認知症、ましてや後期認知症は視野に入っていませんでした。

「安楽死法」は意図的にオープンな性質。意思宣言書に関する条項もオープンで、有効期限とか、盛り込むべき内容が具体的に決まっているわけではありません。名前、日付、サインさえあればOK。

安楽死の要請は、口頭だけでも有効なのですが、通常は口頭と書面の両方で、多くの場合、数回更新されます。そのうえで、実施直前に口頭の確認があります。どちらかというと、口頭の要請のほうが書面による要請より重視されるといっていいと思います。

「安楽死法」では、意思宣言書は、実施直前も含めて、口頭の要請に代わりうるとしています。とはいえ、「安楽死法」が導入されてから約一五年間、これは実質的に意味のない項目と見なされていました。というのも医師は通常、生命を終結する注射をする直前に、最後の最後の確認ができないようなケースの安楽死を引き受けないからです。

ところが、安楽死実施直前の確認ができない後期認知症患者に関して、「最後に口頭確認ができないからこそ、書面の意思宣言書があるのではないか」というロジックが、幅をきかせるようになってきたのです。

患者と医師のジレンマ・リスト

認知症の人の安楽死が統計に現れたのは二〇一二年で、その年は四二件でした。ただしそれ以前も、「その他の疾患」に含まれていた可能性はあります。二〇一九年の報告では一六二件、そのうち後期認知症は二件となっています。

果たして要請者に熟慮する能力があったのか？　と疑問符がつくのと、認知症患者の安楽死にはよいタイミングなどない、といわれるほどタイミングが非常に難しいのが、認知症の人の安楽死の特徴。

安楽死の要件には、任意かつ熟慮された要請があることと、患者の苦しみが絶望的で耐え難いものであることが含まれる。

熟慮したうえではっきり要請ができ、それが任意であると示せる認知症初期の段階であれば、もう少し生きていたいという気持ちがある。その段階の意図的な死は、家族としても受け入れ難いかもしれない。

とはいえ明示的な要請ができなくなると、医師は、「熟慮された要請」をする能力はもはやないとして拒否するだろう。また、ものごとを認知できない状態なのであれば、「耐え難い苦しみ」は感じなくなっているのではないかと医師に思われる可能性がある。だから本当はもう少し、いや、できるだけ長く生きたいけれど、認知症が非常に悪化した状態で生き続けたくはないから、今のうちに実施してもらおう。

ほかの疾患であれば安楽死はできるだけ最後の段階で行うのが常識なのですが、このような理由で、認知症に関しては、必ずしもそういうわけにはいかないのです。

ちなみに今までの判決や審査結果で、「絶望的かつ耐え難い苦しみ」には、将来的に自分が完全に他者に依存したり、わが子も認識できないような状態になるという見通しに苦しむことも含まれることがわかっています。

よく用いられる安楽死要請の理由は、「ナーシングホーム入所が必要となったら、その前に安楽死を実施してほしい」ですが、それがきちんと意思宣言書に明記してあっても、いざ入所が決まると、本人はその要請を確認できる状態ではない。

ナーシングホーム入所は耐え難い苦しみだという、要請時の条件を常に尊重すべきなのだろうか。実際にナーシングホームに入所して耐え難い苦しみはない様子であれば、安楽死の要件は満たされないことになるのだろうか。一方、入所後、暴力的だったり、せん妄に悩まされているようであれば、やはり意思宣言書の要請どおり安楽死を実施すべきなのか。「ナーシングホーム入所前に安楽死の実施を要請する」と指定されていれば、いったん入所してしまえばその要請は有効でなくなるのだろうか。このようなもろもろの疑問が、関係者にはあるわけです。

認知症の安楽死は最初のうち、明白に要請ができて、最終確認もできる初期認知症患者に限られていました。けれど二〇一一年に、後期認知症患者の安楽死が、長年その患者にかかわっていた家庭医によって実施されました。本人は数年にわたって、繰り返し、口頭でも書面でも、一定の状態になったら安楽死を実施することを求めていて、その席にはたいがい家族も同席していました。急に症状が悪化し、実施の時点では口頭で要請を確認することはできなかったのですが、挙動で示したとされました。地域安楽死審査委員会はこの医師の出頭を求め、口頭で説明させるなど通常以上に慎重なステップが踏まれたのですが、「注意深さの要件」は満たされていたという審査結果が出ました（『安楽死を選ぶ』5章事例2参照）。

二〇一五年一二月に、自己決定権を重視する保健省のイーデス・スヒッパース大臣（当時）は、それまでの関係者の異なる解釈に統一した方向を与えるため、「安楽死要請ガイドライン」を発表して、意思宣言書は、口頭の要請や、挙動による最終確認に代わりうると明示しました。意思宣言書には名前、日付とサインがあれば有効。定期的に医師と話し合ってアップデートするようにと勧告はしても、それは条件ではない。

つまりいくら古くても、内容が確固としたものでなくても、安楽死実施直前の確認はできなくても、意思宣言書を作成した時点で熟慮する能力があったのであれば有効であり、安楽死実施のベースになりうると保健省のガイドラインは明記したわけです。ただし医師は、常に実施を拒否することができます。

「コーヒー安楽死事件」

この保健省のガイドラインが発表された約半年後に、安楽死実施直前に本人の要請がまったく確認できない状態の、後期認知症のケースが出てきました。本人が以前書面で要請した内容の実施を家族が医師に求め、意思宣言書に法的根拠が与えられていることを理由に、ナーシングホームの高齢医療専門医が安楽死を実施したのです。

それまでの後期認知症の安楽死のうち数件に関して、地域安楽死審査委員会は「注意深さの要件」が完全に満たされていなかったという判定で、医療懲戒委員会が「注意」をしたことはありました。しかし「安楽死法」には違反していないことを理由に、検察は訴追しませんでした。

二〇一六年に起きたこのいわゆる「コーヒー安楽死事件」は、意識が明晰な頃は本人が入所拒否をしていたナーシングホームに入所した後のことです。意思宣言書は、「ナーシングホームに入所するようなことになったら、私は安楽死を欲する。そのタイミングは私が決めたときにする」という内容。この患者の母は一二年間ナーシングホームにいて、それが要請者である娘にとって大きなトラウマだったという歴史がありました。

たしかに本人はナーシングホームで狂暴になったり、パニック状態に陥ったり、不安に満たされたりで、ハッピーでないことは明らかでした。けれど毎日繰り返し「死にたい、死にたい!」と叫ぶのに、医師が「あなたは以前要請した安楽死を実施してほしいの?」と尋ねると、「死? いや!」というような反応を示したのです。医師は観察を続けてから、この患者は自分自身を把握できない状態になっていると判断しました。

患者の夫、娘と話し合いを重ね、ナーシングホーム内の医療者とも相談し、セカンドオピニオン医師二人の同意を得たうえで、ナーシングホームの医師は安楽死を実施することを決めました。

当日、本人は非常に落ち着きがなかったので、家族の許可はあったのですが、本人に知らせず睡眠薬を混ぜたコーヒーを与え、患者はそれを飲みました。安楽死を実施し始めた段階で、本人は拒絶するような挙動を示し、それを家族の一人が押さえるなか、安楽死を実施。

地域安楽死審査委員会の審査結果は、意思宣言書が十分に明確でなかったことを理由に、「注意深さの要件は満たされていなかった」でした。検察は、この件と別のもう一件について、「安楽死法」発効以来、初めて犯罪捜査を始めました。

医療懲戒委員会は最初この「コーヒー安楽死事件」に関して「警告」という判定を出しましたが、異議を申し立てた結果、「注意」という一つ下のレベルになりました。この件は、「安楽死法」ができてから初めて訴追に至り、二〇二〇年に最高裁判所にまで行くことになります。

医師は消極的、国民は積極的

この事件が世間に知られるようになった時点では、後期認知症の人たちの安楽死を数回認めてきた地域安楽死審査委員会の流れに反対して、委員会の倫理専門委員二人がすでに辞任していました。

オランダ安楽死の歴史上、幾度かにわたって大きな役割を果たしてきた、精神科医のバウドワイン・シャボットは、後期認知症患者の安楽死に関して非常に批判的な新聞記事を次々と発表。彼はおもに安楽死エキスパティーズセンターの医師によって実施されてきた後期認知症患者の安楽死に関して、実施した医師、それを認めたこともあった地域安楽死審査委員会、「注意深さの要件」は満たされていなかったという審査結果にもかかわらず訴追しなかった検察を厳しく追及したのです。

それまで世間が安楽死の擁護者と見なしていたバウドワインと、その他三二人の医師が、安楽死実施直前の要請確認ができないケースを認めることに反対する記事を発表すると、それに同意する四五〇人の医師の名が連なる新聞広告が掲載されました。その内容は、「意思宣言書を盾にして、死をもたらす注射をする？　死にたいということを確認できない人に、安楽死を実施する？　私たちはそのようなことはしない。我々のモラルはそれに反発する」というもの。

このように医師、そして倫理専門家は消極的な意見。ある調査でも、実施直前の確認が不可能であっても意思宣言書をベースに安楽死を実施することが考えられると回答した医師は二四％でした。これに対し、国民の八三％は、意思宣言書をベースに、その内容を医師に実施してほしいという回答。認知症であっても、安楽死に関しては、国民のほうが医師よりずっと積極的なのです。

「コーヒー安楽死事件」の判決

「コーヒー安楽死事件」は、「安楽死法」が発効して以来初めての司法裁判。地裁の判決は無罪。この件は意思宣言書の位置づけ（とくに有効期間）を明らかにする「法の明確化」のために検察が刑罰を請求することなく上告し、一挙に最高裁に行きました。「法の明確化」のためなので、被告の出頭もなく、最高裁の判決が出たのは二〇二〇年四月。

患者には見通しのない、耐え難い苦しみがあった。「注意深さの要件」は満たされていたということで、無罪判決が確定しました。医療懲戒委員会の以前の判定は破棄。

私は、最高裁は有罪、ただし刑罰なしの判決を出すのではないかと予想していました。精神的な苦しみが問題で死期は近くなかった患者に安楽死を実施したバウドワイン・シャボットに対する最高裁判決は、有罪・刑罰なし。当時のプロトコールをすべて守っていたのにもかかわらず、別の精神科医の確認は対面ですべきだったと、それまでなかったルールを持ち出して有罪となったのです。

今でいう複合老年症候群（第8章参照）のケースだった、「ブロンガスマ事件」のフィリップ・ストリウス医師も、患者には十分な医学的症状がなかったとして、最高裁判決は有罪・刑罰なし。オランダの法律では刑罰に下限がないので、有罪・刑罰なしが可能なのです。

「コーヒー安楽死事件」の意思宣言書は、今までの後期認知症のケースの意思宣言書と比べて、とてもおそまつで曖昧。それでもOKというので私は驚いたのですが、たしかに患者はナーシングホームでアンハッピーだった、セカンドオピニオンその他の要件は満たされていた、保健省の安楽死要請ガイドラインにも沿っていた。家族は終始一貫して安楽死を実施した医師の側に立っていました。けれど医師がこの患者に「あなたは本当に死にたいの？」と尋ねると、「それは行きすぎだと思う」とか「まだだね」というような返事だったのです。

おそまつな意思宣言書については、担当医師は意思宣言書を文字どおりにとらなくてもよい、「解釈」してよいということで、安楽死を実施したナーシングホームの高齢医療専門医は意思宣言書を正しく解釈したというのが最高裁の見解。家族のインプットも大切とはいえ、患者の苦しみ、病状の見通し、意思宣言書の有効性などの判断に関して、患者の主治医を完全に信頼するということです。

興味深かったのは、安楽死の実施について裁定するのは法廷ではないだろう、という最高裁の見解でした。何しろいったん「注意深さの要件どおりでなかった」となると、医師は今回のように殺人罪で告発される可能性があるのですから、緩和ケアの一環と思っている医師にしてみれば大ショックです。今後は地域安楽死審査委員会とヘルスケア監察局を中心に、ピュアな医療処遇としての安楽死の最終判定が出るようになるかもしれません。

判決と矛盾するか、三規定

最高裁判決を認められない人たちのなかには、この判決はいくつかの既存ガイドラインや条約に矛盾すると主張します。

「きっちりと予後などについても伝えたうえで、患者の意思を尊重する治療を行うべきで、患者に対して秘密裡に治療を行ってはいけない」とする、二〇〇四年のオランダ医師会による患者の意思決定能力に関するガイドラインと矛盾する、というのがまず一つ。

メンタルなハンディキャップがある人でも、可能な限り意思決定にかかわるという、二〇〇六年に国連が出した「障害者の権利に関する条約」に矛盾する、というのが二つ目。

三つ目は、二〇二〇年一月に発効したばかりの「ケアと強制法」。老年精神疾患患者の意思決定能力は、担当医ではなく、別のその方面の専門家が、ガイドラインに基づいて判断することが定められています。

一方、判決の賛同者は、意思宣言書は一般市民が書くのだから、言葉遣いが法律家のようでないのは当然。もともと意思宣言書は真空のなかにあるのではなく、コンテクストのなかに存在する。認知症患者の苦しみのなかには、大きな悲しみ、攻撃性、食事の拒否などがある。その人の生命終結に関する考え方と、このようなコンテクストに基づいて、医師が安楽死実施について決められるのはよいことだと言います。

安楽死エキスパティーズセンターは、「後期認知症患者の安楽死要請は常に複雑であるが、見通しのない、耐え難い苦しみをもつ人を救う道があることはよいことだ」という見解でした。

私の心変わり

私はこの「コーヒー安楽死事件」のニュースを追い、さまざまな記事を読む限りは、あんな曖昧な意思宣言書に法的な根拠を与えて安楽死を実施するのは、許されるべきでないと思っていました。

それで無罪判決が納得できなかったのですが、最高裁の判決から二ヵ月足らず後の二〇二〇年六月に、この安楽死を実施した医師が、テレビのニュース番組で名乗り出たのです。

四〇年に及んだ医師生活で、定年退職を目の前に控えていた、マリヌー・アーレンズ医師。

ナーシングホームで明らかに苦しんでいて、その状態がこれから何年も続くかもしれないと心を痛めていた患者の家族に依頼され、意思宣言書に基づいて、最後の奉公のつもりで、安楽死要請に応じる決心をしたのでした。

それは七四歳で重い認知症になっていた患者が、夫の手に負えなくなってナーシングホームに入所した七週間後でした。意思宣言書についての保健省のガイドラインが出たばかりで、それがなければ安楽死に踏み切れなかっただろうとアーレンズ医師はテレビで語っていました。引退生活を始め、夫婦でまずはヴェニスを訪れてから、中国に観光旅行に行くつもりだったのです。それが四年近くにわたって、殺人者と見なされるかもしれないと怯えながら生活することになってしまいました。

検察にしてみれば、「法の明確化」のための訴追でした。これはオランダの長い安楽死の歴史のなかで何度か使われたテクニックで、それによって安楽死の枠組みが固まってきたわけです。けれど当事者からすれば、医療処置として行ったつもりの行為が殺人と見なされてしまうわけで、そのトラウマは容易に想像できます。しかも判決が出るまでひどく時間がかかったのだから、どんなにつらかったことでしょう。

私の脳は単純。ナーシングホームに入所してから、本人が明白に口頭で死を求めたのではないのに、こんな曖昧な意思宣言書をもとに安楽死なんかできるはずはないとそれまで思っていたのが、テレビでアーレンズ医師の顔を一目見て、私は彼女が好きになり、同情し、彼女の言うことに頷きっぱなしでした。患者の家族が終始アーレンズ医師を支援したことも納得できました。後日この件についてアーレンズ医師が書いた本を読んで、いよいよ納得、さらに彼女に同情しました。

患者は安楽死を要請する意思宣言書以外にも、治療拒否書、夫に全代理権を与える書類を整えていました。地域安楽死審査委員会の報告書では「秘密裡に睡眠薬をコーヒーに入れた」となっていたのですが、アーレンズ医師は勤めていたナーシングホームのプロトコールどおり、代理権をもつ患者の夫の許可を得たうえで、睡眠薬をコーヒーに入れたと説明。

患者は一日に何十回も「死にたい、死にたい！」と繰り返していたが、「あなたは死にたいのですか」と質問したときにははっきり「死にたい」と答えなかったことについてのアーレンズ医師の説明は、「熟慮して答えることができないからこそ、後期認知症患者なのです。けれど答えたとき躊躇していた様子、『まだだね』と言ったとき視線が定まっていなかったことなども考慮して、この患者は質問を把握できていない、質問を理解する能力はないと判断しました」というもの。

「もと幼稚園教師だったこの患者は、見た目はしっかりしていたし、歩けたし、話すこともできたけれど、話の内容は支離滅裂で、まったく意味をなしませんでした。数週間の観察後、この女性の人生は、まったく理解のできないカオスになっていると納得しました。まだ幼稚園で教えていると思って、ほかの入所者を追い返したりしたのですが、ほかの入所者はそれを受け入れず、彼女をぶったりしました。すると侮辱されたと怒り、叩き返したり、かぶりついたり。訪問した夫が帰ろうとすると襲いかかろうとする一方で、他人を夫と思い込んだり。夜は五〇年間連れ添っていた夫を求めて、壁や窓を叩いては、自分自身を傷つけることになってしまいました。抗うつ剤は効果なし」

私の読んだ複数の記事では、どれも「安楽死を実施し始めた段階で、本人は拒絶するような挙動を示し、それを家族の一人が押さえるなか」実施のプロセスを終えたとなっていました。アーレンズ医師の話では、患者はおそらく注射し始めたチオペンタールの作用で反射的に上半身を起こしかけたのを、義理の息子が愛情をこめて、そっとまた寝かせた。同席していたのは夫、娘と義理の息子でした。患者が亡くなると、娘はアーレンズ医師に「ママを認知症の檻から救ってくださって、ありがとう」と礼を言ったそうです。

追加説明のために地域安楽死審査委員会に呼び出されたアーレンズ医師は、三人の委員に対し自分一人の状況にストレスを感じました。しかも法律家、医師、倫理の専門家で構成される三人チームなのに、まるで検察官のように彼女を質問し続けたのは法律家の委員で、現場の様子を承知しているはずの医師と、法律とは別の観点から判断すべき倫理の専門家は、ほとんど口をはさむことがなかったというのです。「注意深さの要件」を順守していなかったという委員会の結論に対して異議申し立ての道はなく、検察とヘルスケア監察局に報告されました。委員会の報告書では睡眠薬を「秘密裡」で与えたとされ、好意的な書き方ではなかったとアーレンズ医師は感じていました。

「安楽死法」制定後最初の裁判、しかも殺人罪の裁判にはなっても、後期認知症患者と意思宣言書との法的な関係を探るのが第一の目的だったので、検察側はアーレンズ医師のことを「被告」とは呼ばず、終始「医師」と呼びました。

勤務先のナーシングホームは、事件後すぐアーレンズ医師に対し、「あなたの行動が正しかったと知っています。あなたを支援しますよ。少なくともお金の心配はしないで大丈夫です」と言って、弁護コストを全部負担してくれることになりました。弁護費用は一〇万ユーロかかったとのこと。無罪だったのでこのお金は戻ってくるはずですが、一時的にせよアーレンズ医師の年金でカバーしなくてはならないとしたら、大変なことでした。もっともこのように安楽死と関係する裁判の場合、オランダ自発的生命の終結協会が弁護コストをもつこともよくあります。

安楽死を実施しなければ、この患者は何年も苦しみ続ける。彼女を見捨ててはいけないという思いのなか、すべての規定を順守したうえで、アーレンズ医師は安楽死を実施したので、まったく問題が生じるとは思っていなかった。それが殺人事件の被告となり、文字どおり毎晩悪夢となって睡眠を奪われる四年間になってしまったのです。

それでもテレビ番組の終わりで、アーレンズ医師は、「要請を口にできない患者に安楽死を実施するのはとても難しい決定だったし、最高裁の判決が出るまでの四年間はとてもつらかったです。けれどあれがベストだったと今でも思います。あのとき安楽死を実施しなかったほうが、医師としてよほどラクだったでしょう。けれどそうしたら私は一生、勇気がなかった自分を後悔することになる。同じ状況になったら、また同じことをします」と話しました。

誰が舵をとるのか

この患者の意思宣言書では「ナーシングホームに入所するようなことになったら」と、入所前の安楽死の実施を求めていたのですが、「自分でタイミングを決める」にはすでに遅すぎた。このように家庭医、家族、本人が最初に意図していたタイミングを逸すると、患者と長いつきあいのないナーシングホームの医師に責任がまわってくる。こうしたことはけっこうあると、アーレンズ医師。

書いた時点で判断能力があったことさえ明らかであれば、あとは医師が「耐え難い苦しみがある」と判断すれば、いつ記されたのかとか、その後の状況にかかわりなく、意思宣言書ベースの安楽死を認めるという最高裁の判決。これは、後期認知症患者の安楽死を実施するように、家族が主治医にプレッシャーをかけることになるだろうと、バウドワイン・シャボットは懸念します。社会的ケアの充実によって、認知症患者の状態を改善し、最期の日々を安らかに過ごせるようにする動きにもっと注目すべきだと、彼は主張。とくに施設におけるケアから在宅ケアに移行中の現在、家族の負担が大きくなれば、それを心苦しく思う患者か、負担に耐えられない家族が安楽死に目を向け、それが実施しやすくなってしまうというのが、バウドワインの懸念なのです。

一方、自分自身パーキンソン病患者であるジャーナリストのヘンク・ブランケンは、「僕の死そのものは、僕の体験になるのではなく、僕の家族にだけ意味があることになる。認知症患者の安楽死に関しては、もっと近親者に決定権をもたせるべきだ」という見解。彼はすでに、安楽死のタイミングを決めてもらうよう妻に頼んでいるそうですが、もちろん現時点では、安楽死は本人の要請・本人の自律に基づいていることが大前提。実施直前に本人の確認を得られない安楽死を拒否する医師は、今後も出ることでしょう。

法の明確化のための裁判に数年もかかって、アーレンズ医師に大きな精神的ダメージを与えた。再びこのように長引く司法プロセスに医師をさらさないようにすべきというコンセンサスは、関係者の間に形成されつつあるようです。今後、法の明確化のための裁判は、最初から最高裁で行うべきという意見もあります。

今まで評判は決して悪くなかった地域安楽死審査委員会も、いくつかの点で批判されました。委員会は、五地域でそれぞれ審査をしているのですが、果たして全国的に整合性があるか、というのがその一つ。求められて委員会で追加説明をすることですっきりするという医師もいるけれど、アーレンズ医師のようにネガティブな体験と捉える医師もいること。報告書で用いた言葉遣いが誤解を招いた可能性があったこと、当事者である医師が審査結果に異議申し立てできないことも問題視されました。

地域安楽死審査委員会には「安楽死規範」という、現場で「安楽死法」を具体的に理解しやすくするためのガイドラインがありますが、最高裁の判決を踏まえて、判決半年後に、後期認知症患者の安楽死に関する次の四点を明確にした改訂版が発表されました。

①患者の意図を考慮しながら、安楽死実施の根拠となる意思宣言書を理解する。それにあたって医師は、意思宣言書を文字どおりとるのではなく、状況に注意する。つまり解釈の余地がある。

②安楽死実施の理由である認知症が、絶望的かつ耐え難い苦痛をともなうという判断は、医師の医学的判断である。地域安楽死審査委員会は、この点の審査には十分慎重に臨む。

③意思決定能力を失った後期認知症患者の安楽死に関しては、安楽死実施のタイミングや方法について患者と打ち合わせをする必要はない。このような課題に関する理解力を失った患者との打ち合わせは無意味だからである。

④安楽死実施にあたって、意思決定能力を失った患者が落ち着きをなくしたり、動揺したり、攻撃的になるような徴候があれば、医師が指定した前役薬の使用が適切である。

オランダ医師会も新しいガイドラインを発表する予定で、現在それに向けた調査を実施中です。ただし新しいガイドラインが適用される後期認知症患者の安楽死は、年間二、三件程度ですが、バウドワイン・シャボットは、最高裁判決の後この数が急増する可能性があると言っていますが、多くの関係者は件数にそれほど変化はないだろうと見通しています。

とはいえ地域安楽死審査委員会は、早くも二〇二〇年に、この最高裁の判決を反映したガイドラインに基づいて審査結果が出た事案を報告しています。

セカンドオピニオン医師が拒否したケース

もう一件、検察が犯罪捜査をしたのは、二〇一七年、ナーシングホームの六七歳の後期認知症患者に、安楽死エキスパティーズセンターの医師が安楽死を実施したケース。

二〇一〇年にアルツハイマー型認知症の診断が出た段階で、この患者は家庭医に安楽死を要請したのですが、拒否されました。

この患者の場合も、高齢者施設には入りたくないと、二〇一一年に意思宣言書に記したのにもかかわらず、安楽死の具体的なステップをとる前に夫が患者の面倒をみきれなくなり、ナーシングホーム入所となったのです。

よいケアにもかかわらず、患者は怒りっぽくなったり、パニック状態になったり、ひどく悲しんだり。徘徊が続き、おむつ交換は至難の業。介護者の手に負えないことが増えてきました。入所四年後、ホームのスタッフと家族が相談し、意思宣言書があるということで、安楽死の手続きを始めました。依頼を受けた安楽死エキスパティーズセンターの高齢医療専門医は、長い時間をかけて家族、看護者、介護者と話し合い、患者を観察し、安楽死を実施することにしました。

ところがセカンドオピニオン医師は、後期認知症患者が泣いたり、怒ったり、反抗したりするから、その患者に「絶望的で耐え難い苦しみ」があるとはいえないと、安楽死を拒否。その後、安楽死エキスパティーズセンターの高齢医療専門医は、センターのほかの六人の医師に相談。六人全員がこの高齢医療専門医に同意しました。そこで安楽死を実施したのですが、地域安楽死審査委員会の審査結果は、「注意深さの要件」を満たしていないというもの。

二〇二〇年八月、医療懲戒委員会は「注意」という判定を出しました。ただしこの安楽死の経験が深い医師に刑罰は科されず、医師として働き続けることができました。

「注意」判定の理由は、患者に絶望的で耐え難い苦しみがあることを示す根拠が十分にないというセカンドオピニオン医師の結論にもかかわらず、安楽死を行うことの根拠が足りないというもの。六人のほかの医師と相談したといっても、それは安楽死エキスパティーズセンターの同僚なので、独立した立場の医師ではない。別のセカンドオピニオン医師の意見を求めるなり、患者を診たセカンドオピニオン医師の結論に反対することの裏づけを示すべき。

安楽死の要件の一つは、独立した立場の医師が患者と面会することですが、同意は必須ではない。けれどこのケースのように、セカンドオピニオン医師が同意しなかったのにもかかわらず安楽死を実施した場合、確固とした理由がなくては、審査結果がネガティブになる可能性が非常に高くなるのです。

ヘルスケア監察局は、六年前に書かれた意思宣言書が、その後確認・更新されていないことからも、患者に絶望的で耐え難い苦しみがあったか判断しにくいと指摘しました。けれど医療懲戒委員会は、意思宣言書を書いたとき熟慮する能力があればよいとする四ヵ月前の最高裁判決をベースに、その点は問題視しませんでした。

この高齢医療専門医は、地域安楽死審査委員会の審査後から医療懲戒委員会の判定が出るまでの三年間のストレスのために、この先安楽死を実施する力は残っていないと言っています。

一方この件では、安楽死を実施したのが安楽死エキスパティーズセンターの医師であっただけでなく、ほかの六人の安楽死エキスパティーズセンターの医師もセカンドオピニオンを提供したということで、安楽死エキスパティーズセンターの医師を個人として告発するのではなく、安楽死エキスパティーズセンターを団体として告発すべきだという意見もあります。

ちなみに安楽死エキスパティーズセンターに属する医師が、二〇一九年にはオランダで合計一六二件のうち九六件の認知症患者の安楽死にかかわりました。そのうち二件は後期認知症患者でしたが、いずれも審査の結果は「注意深さの要件を満たしていた」。

二〇二〇年一一月、検察はこの医師を訴追しないと発表しました。

後期認知症と安楽死覚書

安楽死要請一般に関してもいえることなのですが、とくに本人が意思を明確に伝えられなくなる後期認知症患者の安楽死では、病状のあらゆる段階で、近親者など親しい人たちに、自分の希望について伝えておくことが肝心。上記の二事例では、意思宣言書を根拠に後期認知症患者の安楽死を実施する場合、近親者が、要請時の患者の意思を医師に伝え、実施を求めたことが要になっています。

在宅ケアからナーシングホームケアに移行すると、家庭医は主治医でなくなるので、状況を常に把握しているのは近親者のみ。近親者が新しい主治医に情報を伝えることは大切なのです。たとえ更新を怠っても、内容は曖昧でも、意思宣言書の威力は大きい。後期認知症の場合、意思宣言書なしには安楽死の実施は不可能。

口頭でも書面でも、認知症と関連して、どのような具体的な状況を回避したいか伝えておくと、安楽死のタイミングを決めるのに役立つようです（たとえば、ナーシングホームに入所しなければならなくなったら、子どもを認識できなくなったら。自転車に乗れなくなったらと書いた人もいたけれど、それは医師が受け入れないと思う）。

第8章　死の脱医療化と自律志向

変化する「安らかな死」の性質

安楽死を支える倫理である善行原則と自律原則のうち、オランダでは医師の善行原則、とくに家庭医の思いやりに頼る部分が重要なことにはすでにふれました。とはいえ二一世紀に入ってから、オランダの安楽死の性格が変わりつつあるのは明らか。先にまとめてしまうと、善行原則よりも自律原則にウェイトが置かれつつあります。医療志向からオートノミー志向への移行と言い換えることもできると思いますが、その背景にはいくつもの要素がからんでいます。

安楽死は医療処置であっても通常の医療ではないので、医師には実施を拒否する権利がある。それは「安楽死法」が制定されてからも変わっていないのですが、法律ができたことによって、安楽死を実施してもらう「権利」があるように感じる市民が増えていることが一つ。それに従って、患者とその家族と医師との間の運命共同体感が、以前と比べて薄れてきているようです。どの先進国でもそうなのでしょうが、物質的に豊かになるにつれて、個人主義・自己決定権が重視されるようになってくる。また日常生活における利便性に慣れ、自分が希望したときに、希望した品物なりサービスが届くのは当然と思い込む。

この傾向は、死にも反映されているのではないかといわれます。注文したら翌日配達をモットーとする「ボル・ドットコム」というオランダ版アマゾンのようなプラットフォーム名を借用して、「安楽死のボル・ドットコム化」という表現ができました。死も含めて、注文さえすればすぐ好みのものを入手できることを求める社会になってきている——というわけです。

二〇一〇〜二〇一五年の六年間に、終末鎮静（緩和鎮静）後の死が全死亡数の一二％から一八％に増加、安楽死は二・八％から四・五％に増加しました。安楽死と終末鎮静は決して注文すれば配達されるわけではないのですが、両方とも確実に死へ直行の医療処置。極力痛みを回避し、死のタイミングも管理したいという、自律の追求と関係があると思われます。

オランダで安楽死は本人の要請がない限り始まらないプロセスなので、「安楽死をさせられてしまう」というおそれはないのですが、本人がいくら欲しても、要請しても、してもらえる保証がないことが、市民側からみれば問題なのです。

安楽死要請者としては、次のような心がまえであれば、要請を認めてもらいやすいというノウハウがあります。

1　安楽死は患者の権利ではないことを念頭に置いて、強要するような話し方をしない
2　言葉づかいはインテリジェントに、けれど謙虚に
3　肉体的な苦痛を強調。精神的な苦しみより理解してもらいやすい
4　まわりの人たちに負担をかけているとは思っていないことを示す
5　ほかの方法を検討したが、該当せず、絶望していることを明らかにする
6　セカンドオピニオン医師が来るとき身だしなみを整えすぎたり、頑張ったりしない
7　もう人生に楽しみがないことを示す
8　現状は今までの自分の生き方にふさわしくないことを示す
9　治療拒否に気をつける
10　うつっぽくしない
11　主治医の面前で意思宣言書に署名する

安楽死には厳しい要件と確立された審査過程があって、医師を説得しなくてはならないので、「試験のある生命の終結」と呼ばれることもあります。だからこそ安楽死を実施してもらうための、このようなテクニックまで伝授されるのですが、とくにいわゆる「複雑なケース」だと、

試験にパスするのが難しい。安楽死を実施してもらえるのは白人・高学歴者が多く、移民系の人たちは少ないのもわかります。

これも高学歴者に多いのですが、医師による要件の確認などゴメンだ、という人が増えています。自己決定の死に関して医師に負担を強いるべきではないという人たちもいます。そういう人たちは、医師に依存しない、「試験のない安楽死」といわれる自己安楽死を選ぶ傾向があります。

自律というなら、完全なDIYの自己安楽死もあります。インターネット上の情報は必ずしもアテにならなくても、フィリップ・ニチュケの『ピースフル・ピル・ハンドブック』(英語)や、バウドワイン・シャボットの『脱出口』(オランダ語)といった書籍、やはりバウドワイン・シャボットが制作した自己安楽死用のDVDは信頼性が高いとされていて、これらからの情報をもとに薬を集めたり、ヘリウムと道具を購入したり、断食に備えたり。ちなみにオーストラリアからオランダに「亡命」してきたフィリップ・ニチュケは、「自死マシーン」も開発しました。

ケア経費の抑制になるから、政府は自己決定の死を認めたがるのだという否定的な見解もあれば、それを逆手にとり、社会にとってのコスト削減に貢献するというのに、なぜ自己決定の安らかな死が簡単に認められないのかと主張する人たちもいます。

自己決定がかかわる生命の終結に関して新しい展開があるたびに、医療技術は私たちの生を延ばすのではなく死を延ばすだけだからこういう傾向になるのだという論理や、この動きはよい死を求めてのことなのか、それとも質のよくない生を終えたいからなのかという疑問が出てくることも定番となりました。長い待機リスト、十分でないケア、借金、孤独などの問題の解決が先決という声も、必ずあがります。

死の脱医療化への動き

第6章は若い人たちの死の願望を取り上げましたが、一般に死について考えるようになり、死が身近になるのは高齢者。ここからは、おもに高齢者の死の脱医療化と関係がある生命の終結にふれていきます。

死の脱医療化は、医師に依存しないという面と、疾病とは直接関係ないと思われるケースの意図的な死という、少なくとも二つの面から見ることができると思います。

脱医療化志向、けれど自律志向と言っていいのかどうか判断しかねるのが、自殺ほう助罪を刑法から外そうという、一〇年以上は続いている動き。自殺は違法でないのに、なぜ自殺／自死をしたい人の要請に応じて支援すると違法になるのか、というのがポイントです。これでは主犯はいないのに、共犯者だけいることになってしまう。

今までの自殺ほう助罪関係の判決で明らかになったのは、情報の提供、助言、そして同席するなど精神的な支援はＯＫ。指示したり、自死に必要な物を提供・準備したりのように、自死のプロセスに直接かかわるのはＮＧ。

ぜったい一〇〇歳になりたくないという母が、無謀な形で自殺を計画していることを知ってから、母の死を援助する決心をしたアルバート・ヘリンハさん（『安楽死を選ぶ』10章、付録参照）。彼は母の自死のための薬を集め、服用できるように準備したうえで母に手渡しました。

いったんは緊急避難が認められ無罪判決となったけれど、最高裁で高裁へ差し戻しとなり、自死の援助ができるのは医師のみということで、最終的には有罪、執行猶予つき六ヵ月の禁固刑。テレビで母の自死の援助について公開してから、九年近くの年月が経過してしまいました。

自殺ほう助罪を完全に刑法から排除しないのなら、ヘリンハさんの件のように、自死したいけれど自分自身で（インターネットなどを通じて）自死のための手段を入手できない高齢者などを、近親者が援助するのを認めるべきという考えもあります。

自己安楽死は、明らかに医師に依存しない、自律的な生命の終結。自己安楽死は本人の決定次第なので、疾病と関係があることもあれば、直接関係がない場合もあります。

疾病と直接関係がないと思われる場合の生命の終結は、微妙です。医師がかかわっていることもあって、その場合は「安楽死」と分類されることもあるからです。

オランダでは安楽死は緩和医療の一環とされていて、医師がかかわることが必要な場合だけ該当することになっています。死の願望がピュアに実存的な場合は、医療の問題ではない、したがって医師による安楽死は認められないというのが建前。けれど実際には、とくに高齢者の場合、死の願望がどこまで身体的な問題から発生したものか、それとも実存的なものか区別しにくいものです。それはいくつかの安楽死関係の判決などにも反映されています。

安楽死に関して最初の最高裁の判決は、一九八六年の「スホーンハイム事件」でしたが、これは九四歳の女性の安楽死。さまざまな身体的問題はあっても、致死的だったり激しい苦痛をともなうような疾病はありませんでした。けれど彼女はどうしても生きることを終えたかった。実施した医師は無罪。「進行する衰え、あるいは尊厳ある死を迎えられなくなることの不安」が「絶望的な苦しみ」になりうるとされました。

「ドリオンのピル」（一九九一年）は、七五歳以上の高齢者が自分が決めたときに死ねる薬であって、疾病とは関係づけられていません。

「シャボット事件」（一九九四年）で、苦しみは身体的なものだけでなく、精神的な場合でも認められる、したがって死期は関係ないということが明確に。

「ブロンガスマ事件」（二〇〇二年）は、さまざまな老化現象はあったけれど、深刻な疾病はなかった八六歳の元下院議員の安楽死。ブロンガスマは、「死は僕のことを忘れてしまった。もう生きるのに疲れきってしまった」と語っていました。彼の家庭医だったストリウス医師は、スケン医として働くこともあり、非常に慎重にブロンガスマの自死の援助について検討したうえで、実施しました。「彼の最も大きな苦しみは、生き続けなくてはならないということだった。彼は生きるのに疲れていた」というのが、ストリウス医師の結論。「チームで話し合うべきだった」の指摘はあったにしても、最高裁で有罪になった理由は、苦しみは「医学的に分類可能」で「極めて医療的な性質」でなくてはならない、「人生に疲れた」は安楽死の理由にならないというもの。

「スホーンハイム事件」の場合は、もう生きたくないという精神的な苦しみ以外に、身体的な疾病もあったことが無罪のベースにありました。「シャボット事件」は、精神的な苦しみを抱える五〇代の女性に、一応、精神疾患の診断がありました（バウドワイン・シャボットは、「あの女性の状態は、息子二人を失った者の普通の悲嘆だ」と言っていましたが）。

ブロンガスマに自死の援助をしたストリウス医師が有罪になったのは、「人生に疲れた」ということを前面に出し過ぎたせいだったかもしれません。

複合老年症候群とは

オランダ医師会による「人生に疲れた」人たちの定義はこうです。「身体的・精神的な症状が理由でない、あるいは主要な理由でないにもかかわらず、QOLが不十分または欠如していると体験することにより、生き続けなくてはならないことの見込みに苦しみ、その結果、持続的な死の願望をもつ者」。

「ブロンガスマ事件」の最高裁判決が出てから数年間、医師は死期が近づいていない高齢者の安楽死を躊躇するようになったといわれます。けれどそのうちオランダ医師会も地域安楽死審査委員会も、「人生に疲れた」といえるようなカテゴリーの人たちについて、幅広い見方を推し進めるようになりました。

「一部医学的なベースがあるという確信があればいい」「『極めて』というのは医学的に分類できる疾患・病状のことを指しているが、その疾患・病状は必ずしも『深刻』でなくてはいけないというわけではなく、不調であることが絶望的で耐え難い苦しみの要件を満たすかもしれない。また尊厳の喪失があるかないかを問わず、高齢化にともなうさまざまな病状の蓄積にも同じことがいえる」「苦しみに関する現行の法規定の概念と枠組みは、多くの医師の現時点での解釈より幅広いものである」ということで、一つひとつの症状は深刻でなくても、その蓄積が耐え難い苦しみになりうることが医学的に認められるようになり、「複合老年症候群（stapeling van ouderdomsaandoeningen）」（地域安楽死審査委員会による英訳は multiple geriatric syndrome）という診断名ができました。耳がひどく遠くなってまともな会話ができない、目も悪くなったのでテレビも見られない、足腰が痛い、知り合いはほぼすべて死んでしまった、というように、個々の悩みは深刻でなくても、その蓄積が耐えられない苦しみをもたらす状態を指します。

二〇一九年の複合老年症候群患者の安楽死件数は、六三六一件のうち一七二件。身体的な衰えを強調していれば、今だったらストリウス医師は無罪になっていたはずです。

「完了した人生法」

複合老年症候群は、医療的なものかどうかのボーダーライン上にあるとはいえ、一応は身体的な衰えなり不調があり、医師がかかわることが前提となっています。

他方、医療的な問題がなくても、つまり医師がかかわることなく、高齢者が自由意思で安らかな死を選ぶことを可能にすべきだという運動が始まりました。死を選んでも（おそらく）後悔しない年齢層が対象。その「自由意思から」という運動が、市民イニシアティブの試案「完了した人生」を下院の議題にのせるのに成功したのは二〇一二年のこと。この運動については前著『安楽死を選ぶ』で紹介しました。

自分の人生はすでに完了してしまったと感じる七〇歳以上の高齢者が、安らかに自死できる薬を入手できるようにすることが目的。必ずしも医師でなくてもいいとはいっても、要請が自発的で、熟慮されており持続的であることを「死亡援助者グループ」が確認したうえで、薬剤師から受け取った薬を要請者に手渡す、それを本人が服用する、という手順。つまりこのグループには、医師による安楽死同様、一種の「試験」があることにはなります。

もちろん「なぜ七〇歳以上なの？　もっと若くても、熟慮したうえで安らかに死にたいという人たちだっている」という声もあったのですが、高齢者を対象とするのは変わりませんでした。いずれにせよこの動議は、「既存の法的枠組みで対応できる」という理由で採択されませんでした。

いわゆる疾病のない高齢者が、本人が決めたときに、安らかに生命に終焉をもたらす可能性については、社会の関心が強く、当時の内閣もその動きを否定的に捉えず、このテーマについての諮問委員会が設立されました。

「シュナーベル委員会」と呼ばれることもある「完了した人生諮問委員会」が二〇一六年に発表した「人生を完了したとする人たちの自死の援助について」という報告書の結論は、「今以上の自由を、自死の援助に関して与えるのは望ましくない」。

シュナーベル委員会は、複合老年症候群が安楽死の要件を満たすことができるのであれば、死の願望をもつ者はたいていこれに相当するような身体的な症状があるのだから、これ以上「安楽死法」を拡張するような解釈はいらない、としたのです。

それに対して内閣は、「完了した人生のビジョン」を発表し、関係者を驚かせました。これによると、市民が自分の死に関してもっと自律性をもてるようにすべき、疾病はないけれど自分の人生はすでに完了してしまったと感じる高齢者の死の願望に可能性を与えるべき。そのために内閣は、「安楽死法」と並ぶ法的枠組みを検討する。疾病が関係しない場合には、医師以外の死の援助者を視野に入れる。新法は「安楽死法」とは異なる内容だが、その手順を概ね採択する。

当時の連立与党には、めずらしくキリスト教系の政党が入っていませんでした。何より保健大臣が自己決定権の権化のようなイーデス・スヒッパース大臣だったからこそ、このように大胆な「ビジョン」を打ち出せたのだと思います。

この「ビジョン」はD66（民主66）党によって受け継がれました。二〇一六年にD66党は、「高齢者の要請に基づく随伴者をともなう生命の終結審査法」（いわゆる「完了した人生法」）について審議することを提案。死の願望をもつ七五歳以上の高齢者は、一定の訓練を受けた「随伴者」によって、その死の願望が自発的で熟慮されたものであることを確認されたうえで、自死用の薬を入手することができるというのが法案の内容。二〇二〇年にこの法案が提出されることが決まりました。

読書が生涯通しての一番の楽しみだったのに、視力を失ってしまった高齢者が安らかに死ぬ道を求めるとすれば、それは複合老年症候群として対応すべきなのか、「完了した人生」と見なすべきか？　この二種の生命の終結の境界は、決して明確でないようです。

スイスへの旅路

安楽死ツーリズムの有名国スイスでは、ドイツ同様、援助する人の利益にならない限り、自殺ほう助は罪になりません。オランダと違って、法的には誰でも自死の援助をしてよく、ボランティアが活躍するのですが、致死薬を法的に入手できるのは医師だけ。実質的には医師の協力が必要です。

致死薬の処方は、スイス医学アカデミー（SAMW）のガイドラインを守らなくてはならないのですが、以前は死期が迫っていることが処方の条件でした。けれど二〇一八年に、患者に「耐えられない苦しみ」があれば処方できることになりました。とはいえ最も影響力のある医師会FMHは、二〇一八年改定前のSAMWガイドラインを採用し続けると決定。ということは、今でもFMHメンバーの医師が、死期が迫っていない患者に致死薬を処方すれば、懲戒委員会に訴えられる可能性があることになります。

実際、二〇一八年に日本人の安楽死を実施したエリカ・プライシック医師は、別件で裁判となり、現在（二〇二二年一月）上告中。六二歳の心因性疾患の患者の自死を援助をしたことで家族に訴えられ、執行猶予つきの禁固一五ヵ月という判決が出ていたのです。SAMWの改定後の規定なら順守していたことになるというのが、プライシック医師の見解。

オランダと違ってスイスでは、独立した立場の医師による事前検証、そして審査委員会による事後検証がなく、関係者全員との事前の対話が重視されていないので、この場合、遺族との問題が発生したのではないかと思います。

まだオランダでは「完了した人生法」の審議すら始まっていないので、いくら複合老年症候群が安楽死の要件を満たす可能性があるとはいえ、医師によって、要請者の苦しみはまだ耐えられるはずと見なされれば、安楽死は実施してもらえません。

そのような事例に該当したのが、八七歳だったオランダ人のケース・ケンティ。毎週二回友人宅で食事をすることができたし、電話相手もいたし、どこにでも連れていってくれるというボランティアも、トランプ遊びにつきあってくれる人もいた。けれど二〇年前に同棲相手の男性を失い、身体も衰えてきて、外出する意欲も、昔の楽しみをやる気もなくなって、死ぬことばかり考えていた。

安楽死は医師が認めてくれなかったので、いくつか自死の方法を検討した結果、焼骨費用も含む一万ユーロを支払って、二〇一九年八月にスイスで設立されたばかりのペガソスに、自死の援助を依頼することにしたのです。ペガソスを見つけてくれた後、書類を整え、旅の準備をしたうえに、スイスに同伴までしてくれたのは、ケースの七〇代の隣人二人。スイス滞在中に、もしケースが考えを変えたらすぐオランダに戻れるように、三人分の往復切符を購入したそうです。

プロの写真家ルディ・ハーベガーが主宰するペガソスは、七人の医師、五人のフリーランスのスタッフと五人のボランティアで構成されていて、設立からの一六ヵ月間に、一五〇回以上自死の援助をしたということ。そのうち二一件がオランダ人だったそうです。

オランダと比べると、対話より書類が重視されるのがスイス。ペガソスも、オランダ人から見れば、あきれるほど多くの書類を要求したそうです。身分証明書だけではなく、実際に本人がその住所に住んでいることを証明するさまざまな支払いの記録まで提出を求められたのですが、やはり最も重要だったのは家庭医からの文書。症状は重要でなく、熟慮して自死の援助を要請する能力が本人にあり、家族などのプレッシャーがなかったことが明らかにされたからです。

前日と当日、ハーベガーと担当医が、オランダ組三人と「楽しく」談話をすると、工業地にあるけれど明るい雰囲気の、ピカピカのクリニックの一室にケースと二人の友人は招かれました。

本人の意思であり、本人自身が致死的行為をすると証明するための撮影で、「あなたはなぜここに来たのですか?」という質問に、ケースが「最期の眠りにつくためです」と答えると、やり直し。ストレートに「死ぬためです」と答えなくてはならなかったのです。

ケースはオランダの概念では「人生が完了」した、とくに病状のない高齢者だったのですが、ペガソスは彼の安楽死の実施を拒否しなかったわけです。同じく自死援助団体であるライフサークルのプライシック医師も、「八〇歳以上の人には、なんらかの加齢と関連する病状があるものだ」と、「人生完了者」の自死の援助を拒まない口ぶりだとのこと。いくら「安楽死法」はあっても、当分の間、オランダからスイスへの安楽死ツーリズムは続きそうです。

曖昧でない国の民の曖昧な死の願望

「完了した人生法」と関連して保健省が委託した調査、「深刻な疾病のない高齢者の死の願望に関する全体像調査─人々と数値」の結果が、二〇二〇年一月に発表されました。当時の内閣がおそらく想定していたような結果でなかったのは皮肉なこと。

もっともスヒッパース大臣はすでに政界を退いて、大企業のCEOにおさまっていたし、内閣の構成も変わっていた。そのうえ一ヵ月もしないうちに保健省はコロナ禍で大忙しになったので、政府側ではこの報告書に注目するゆとりがなかったようです。

一方、メディアはこの調査にそれなりに注目しました（以下、「希死念慮」「自死願望」「自殺願望」を使い分ける情報がないので、「死の願望」に統一します）。

五五歳以上の深刻な疾病のない市民二万一〇〇〇人、家庭医一六〇〇人を対象としたこの大規模調査の結論は、「死の願望は複雑で、変わりやすく、孤独感・身体の衰弱によって強化される」。おもな調査結果（数値は深刻な疾病のない五五歳以上のオランダ市民に関して）は次のとおり。

● 〇・四七％が、計画や行動を伴わない消極的な死の願望を持続的にもっている

●〇・七七％が、死の願望に関して具体的な計画を立てたか、行動をとったことがある
●〇・一八％が、自殺／自死したいと思っている。以下はこのカテゴリーについて
＊三〇％は、生涯通じて死にたいと思っている
＊半数以上には同居人がいる。子どもがいるのも半数以上
＊女性のほうが男性より割合が多いが、その理由は不明
＊三分の一が、生命終結の際の援助者を希望している。三分の二は自死薬などで、援助者なしに生命を終結したいと思っている
＊死の願望をもっているといっても、すぐ死にたいと思っているわけではない
＊時間の経過とともに、死の願望は薄れるか、なくなることがある。これは後期高齢者にもみられる
＊深刻な疾病はないといっても、多くの場合、身体的あるいは精神的な症状がある
＊多くの場合、周囲に負担をかけているという心苦しさがあったり、経済的な問題があったり、自分を理解してもらいたい、あるいは援助者とよい対話をもちたいと思っている
＊大部分が自死のための薬がほしいと思っている。それは死ぬためというより、将来死にたいと思った時点で、自分が主導権をもてるという安心感を得るため

D66党の「完了した人生法案」は七五歳以上の高齢者を対象としていますが、この調査によ

ると、死の願望をもっている者の八三%が七五歳以下で、さらにその大部分は六五歳以下であるとのこと。

主任調査員のエルス・ファン・ワインハーデンは、「完了した人生」という表現はバラ色すぎて、この年齢層の真の問題を覆い隠すと批判的。死の願望をもつ高齢者が、社会とのつながりを感じられるようになることが大切と指摘しました。また経済的な問題も死の願望の原因の一つであることから、「これは（複合老年症候群の定義であるマイナーな病状の蓄積というより）心配事の蓄積ともいえます。いずれにせよ死の願望は、白か黒かでないので複雑ですが、ほとんどの高齢者が、死について普通に語り合えることを望んでいます。政治の場では生命の終結が討議されるのに、日常生活ではそれが自然にできないということです。高齢者との対話が大切なことはたしかです」とインタビューで語っています。

ということで、この調査結果は決してD66党の「完了した人生法案」を支持するものではありませんでした。

D66党は、審査委員会とか安楽死の要件などなければ、もっと多くの高齢者は死を望むはずという見解で、五〇代とか六〇代では、意図的な死は社会的に認められないだろうから七五歳以上にしたという説明。

この調査を踏まえると、「完了した人生法案」に該当するオランダ国民はたった一七〇〇人。しかもそれらの人々は毎日死にたいと思っているわけではないということになります。

この調査が発表された二〇二〇年一月時点での内閣構成は、自由民主国民（VVD）党、D66党、キリスト教民主アピール（CDA）党、それにキリスト教連合（ChristenUnie）党。調査結果発表後、D66党とVVD党は法案を提出し、それを支持する計画には変わりなし。キリスト教二党は「調査を踏まえて」法案を支持しない。といっても、もともとこの法案に反対でした。なぜ死の願望があるかを考えるべきであって、孤独や借金問題などは社会として解決すべきというのが、一般にキリスト教系政党の見解です。

政治的にこの調査は何も変えなかったけれど、時間稼ぎにはなりました。「安楽死法」が実現するまでのプロセスと同じ。

ところでD66党の「完了した人生法案」の顔であったピア・ダイウストラ議員は、二〇二一年に議員をやめると発表。またVVD党側のこの法案の代表者だったイーデス・スヒッパースも、前述のように政界を退いていたので、立役者が舞台から消えたような感じ。幸か不幸か、法案の提出はコロナ禍で延期となっています。

ベート・カイザー（今までの日本語表記はベルト・カイゼル）は、もとナーシングホームの高齢医療専門医で哲学者。『死を求める人びと』は、彼のナーシングホームでの体験をもとにした著書です。そのなかに、安楽死要請はすでに認められていたけれど、実施日時が決まっていなかったある入所者が、「ドクター、今日はいい天気ですね。安楽死、やっちゃいましょうか」と話しかける一節があります。

死の願望とは、そういうものかもしれません。天気によっては、あるいは孫に手伝いを頼まれたりでもすれば、揺れ動くのかもしれない。

「最後の意思組合」と自己安楽死パウダー

安楽死と関連して二〇一七年にオランダ社会で一番の話題になったのは、自己安楽死パウダー。自分で決めたとき安らかに死ねる架空の薬は、「ドリオンのピル」と名づけられていたのですが、「ドリオンのピルはピルではなく、パウダーだった！」と騒がれました。

二〇一三年に設立された「最後の意思組合（CLW）」という協同組合が、六ヵ月以上メンバーでいた人たちに、合法的に廉価で入手できる、安らかに死ねる化学物質についての情報を提供する。購入希望者のための情報集会は二〇一八年から各地で開催する。

これが二〇一七年に発表されるなり、それまで三〇〇〇だったメンバー数が一気に増え、半年後には二万人を超えていました。薬剤でないので、薬剤法がかかわらない。それで合法的に、安く簡単に入手できるというのがポイント。物質名は公表されなかったので、X剤という名称のもと、さまざまな憶測や論議を巻き起こしました。

多くの医師たちは、ほかに道がないのなら患者を見捨てることはできないから安楽死を実施するけれど、それは原則的には医師の任務でないと思っています。市民のなかにも、自分自身の生命の終結に関しては、医師・その他の専門職に依存したくないし、いずれにせよ自分の責任で、自分の決めたタイミングで行いたいという考えの人たちは増えています。

たとえばCLWが設立されるなり熱心なメンバーになった、八一歳の元ソーシャルワーカー、クララ・ヤスは、タナチカム（バルビツール酸塩とクラーレの液体混合）を保管することによって、大きな安心感を得ていると言います。もっともこの物質によって、必ず「安らかな」死が訪れる保証はない、副作用のない薬はないという指摘もあります。

一五歳のとき、クララはナーシングホームの建物から飛び降り自殺をした老人を目撃して、もう生きたくないのに無理やり生かされることからの脱出が、このようにむごい自殺であることに衝撃を受けました。そのときから、自分がもう生きたくないと思ったら、安らかに死ねる保証を得ようと決心していたそうです。

クララの子どもたちも、母親が致死薬をもっていることを承知しているとのこと。それまでクララは、この薬を手にする必要は感じていませんでした。けれど最近「自分の人生をもう通り抜けてしまったような気がする。この社会、この時代に身を置いていても、なんとなく自分が異邦人になっていくような気がする」とのこと。保管している薬の存在を強く意識するようになるかもしれません。

CLWメンバーは、衝撃的に行動する傾向の強い自殺願望者ではなく、クララのように、計画性のあるタイプだそうです。

ＣＬＷは、約一七万のメンバーを抱えるオランダでは大規模なＮＧＯ、オランダ自発的生命の終結協会から派生したのですが、独立した団体です。オランダ自発的生命の終結協会は、医師が患者の要請に応じて患者の生命を終結する「メディカル・ルート」と、本人の自律による自死の「オートノミー・ルート」の両方を支援していますが、ＣＬＷは「オートノミー・ルート」のチャンピオン。

ＣＬＷメンバーは医師の慈悲や思いやりに訴えようとは考えず、生命の終結は本人の自律と責任の問題だと捉えています。メンバーの多くは、信頼性を確認したうえで、外国で自分たち自身で入手したか、インターネットで外国から注文した、液体か粉末の致死薬をもっています。自死コンサルタントか仲間に信頼性を確認してもらったうえで、インターネットで外国から取り寄せた薬は、税関で引っかかっても、注文した人が実際に罰せられたことは今までありません。最悪のシナリオでも、中国なりメキシコの提供者に事前に支払った約四〇〇ユーロが無駄になるだけ。

とはいっても、やはり違法は違法です。オランダ国内で、合法的に入手できる現代の「ドリオンのピル」を見つけることは、この協同組合が設立されて以来の宿題でした。

X剤の略歴

X剤発表当時の説明では、六ヵ月以上CLWのメンバーであること以外に、物質名を教えてもらってもその名称を公表しないことが提供の条件でした。けれどX剤についての情報は、相当流れていました。

これは産業用保存剤で、白い結晶体、水やアルコールに溶ける。液体にバクテリアやカビが侵入しないように、実験室で使うこともある、この毒性物質に対する解毒剤はない。薬剤でないのでくわしい試験結果はないが、この物質がかかわった自殺と他殺の記録約一〇〇件をCLWはもっている。

購入できるロットが大きいので、希望者数人ずつで購入グループを作り、グループとして購入する。一人分ずつ金庫に入れて、指紋あるいはコードで、本人だけが開けられるようにする。CLWとして購入しないのは、他者の自死の具体的な手段を提供すると、自殺ほう助罪に問われるため。

誤用を防ぐためにX剤は着色してある。服用すると血圧が急激に下がるので、副作用を感じないだろうが、配布する際に副作用として生じるかもしれない頭痛と嘔吐を抑制するための薬剤についても情報を提供する。服用後一時間以内に、安らかな死が訪れる。

近親者やその他関係者に迷惑がかからないように、自由意思で、他者の手を借りずに服用することを証明する書面、あるいは映像が必要。身分証明書も準備しておく。同席者がいるのであればその人たちに、X剤の作用の流れを伝えておく（自死の場に同席することは自殺ほう助罪に引っかかりません。ただし手助けはご法度）。

数ヵ月後に出た情報では、「連帯基金」への拠出金も含めて、X剤入手に関してCLWに支払う額はおそらく一人二〇〇ユーロ程度。何のための連帯基金かといえば、万が一CLWが提訴されたときの弁護費用を賄うため。

情報の提供は、自殺ほう助罪に該当しません。また自殺・自死の援助をしても、本人が死ななければ罪になりません。安心感を得るためだけに致死薬を保有する人たちは多いので、この場合もそうなるケースが大半だろうと想定されていました。けれど検察は、このCLWの手順によって誰かが実際に死ねば、捜査すると発表。

X剤が何であるか判断できると思っている外部の専門家は、この物質で「安らかに死ねる」という保証はないはずだと批判的。物質名を公表しないので、信頼性、安全性、そして人間的な死をもたらすかがはっきりしないことに対しては、一般にも不安の声がありました。それでも、X剤に対する市民の関心はとても大きなものです。

一九歳の女の子の自殺

ＣＬＷがＸ剤のことを発表するなり、トレーラーハウスに住む夫婦がやっている化学薬品を扱うウェブショップでは、特定のケミカルの注文が急増。これは薬剤などの洗浄に用いる洗剤の構成物質の一つで、化学実験にも用いるものだそうです。

非常に少量ずつ、毎日二〇ヵ所くらいから注文がくるようになった。おかしいと思ってインターネットで調べたら、ＣＬＷの発表を知った。以前、暴力団がからんでいたことを知らずに別のケミカルのことで検察の取り調べを受けたことがあったこの夫婦は、高齢者個人からのこのケミカルの注文を断ることにしたそうです。

ところがあるとき学生らしい若い女性が電話をかけてきて、化学のプロジェクトに必要だからと、このケミカルを注文した。とても若い声だったので、まさか死を考えているとは想像できず、彼らは注文されたケミカルをこの女性に発送しました。

二〇一八年三月にこれを使って、自分のアパートで自殺したキシメナ・ノールは、一九歳でした。

彼女の両親は、娘がこのように簡単に致死薬を入手できたことには何らかの形でＣＬＷが影響を与えたと、メディアでＣＬＷを強く批判しました。キシメナは成人だったので、ＣＬＷは彼女がメンバーであったかどうか両親に明らかにする義務はなく、発表しませんでした。

わかっているのは、キシメナがウェブショップに振り込んだ額は、合計一四〇〇円に相当する一〇・五〇ユーロ。そのうちの約一二〇〇円が送料だったので、なんと二〇〇円で死ぬ物質を入手したのです。

過去親類によってレイプされ、心的外傷後ストレス障害に苦しんでいたキシメナ。けれど動物好きの彼女は、愛犬フリップを同伴させて、捨て犬センターでボランティアとして働いており、両親は娘の症状は治療可能だと信じていました。キシメナは死にたかったのではない、不安から逃れたかっただけだというのが、両親の主張。

「ママ、パパ、愛しています。ごめんなさい。許してね」

この手書きの遺書を残して死んだキシメナのことを、彼女の両親はこう話しました。

「レイプの悪夢を毎晩のように見ていました。そのうちみずから命を絶つかもしれないと恐れていたけれど、今月はドイツに行くことになっていたし、このタイミングで死ぬとは思っていなかった。

他人に迷惑をかけたくない娘でした。だから飛び込み自殺とか、飛び降り自殺などはしない。このケミカルのことを知って、これなら誰にも迷惑をかけないと思って、死ぬことにしたのだと思います。

半年間にもわたってこのＣＬＷの安楽死パウダーが話題になっていなかったら、娘は死んでいなかったはず。このような危険なものを、あまりにも簡単に手に入れられることが許せない。それに果たして娘の死が安らかであったかどうか、疑わしい。精神科の待機リストが長くて、必要なときに治療を始めることができなかったことが問題でした」

自己安楽死は、周囲の人たちとの対話があり、寄り添いがあり、他者に迷惑をかけない、安らかな死。遺族のグリーフワーク（喪の作業）もスムーズ。

キシメナの場合は、秘密裡に生命の終結を決めた、孤独な死だったし、果たして安らかな最期であったかどうかもわからない。それに近親者にショックと怒りを与えた。これはあくまでも自殺であって、自己安楽死ではありません。

まぼろしのX剤

キシメナの死がどの程度CLWと関係があったのか、彼女が服用したケミカルが果たしてX剤と類似していたかはっきりしません。けれどCLWがX剤について発表してから、キシメナが購入したケミカルの売り上げが急増したことはたしか。

必ずしもX剤グループ購入計画に基づくわけではないけれど、すでに約三〇〇人のメンバーが致死薬を入手しているとCLWが発表した二〇一八年二月から、政治と検察のCLWを見る目が厳しくなっていました。そこに一九歳のキシメナの死が報道されたので、さらに厳しい目で見られることに。

政治的には微妙でした。というのも連立与党四党のうちD66党は、七五歳以上の高齢者が医師の介入なく安らかに生命を終結できる「完了した人生法案」を推したい。もしX剤が公に認められるのなら、このような法案は意味がなくなってしまう可能性がある。

一方、もう一つの与党であるキリスト教系のCDA党は、随伴者が検証するといっても、「完了した人生法」は過激だと思っている。そのような仕組みすらなく、個人の自律だけに頼り、第三者による検証メカニズムがまったくないX剤などもってのほか。それより高齢者が意義ある生活を送れるようにするほうが重要、高齢者の孤独こそが問題だというスタンス。

オランダ社会全体では、少なくとも高齢者に関しては、本人が決めた時点で安らかに生命を終結する可能性は、幅広い関心事となっています。二〇〇二年に施行された「安楽死法」がおもに現実の成文化に過ぎなかったように、「完了した人生法」も、X剤のような自己安楽死薬の存在も、おそらく社会に定着してから、法律・規定が追いつくことになるのだろうという気持ちが、オランダ社会にあるようです。

二〇一五年には、正式な記録があるだけでも、二八〇人のオランダ人が、自分自身で集めたか輸入した薬剤で死亡。CLWのメンバーが約三〇〇〇人だった二〇一六年には、メンバーの七%がすでに致死薬を保持していたそうです（「必要な仲間には分けてあげるよ」というメンバーもいました)。

議会ではキシメナ事件をきっかけに、保健大臣がCLWと話し合うことを求めました。CLWは違法行為はしていないと主張しても、CLWのメンバー約一〇〇〇人がX剤を入手できる見通しが立ったことで、二〇二〇年三月末、検察はCLWの捜査を決定。厳しい規定のもと、医師だけが安楽死を援助することが認められているのであって、医師以外が自死の援助をするのは違法行為であるというのが検察の見解なのです。

X剤で死ぬ者がいれば、関係者たちを捜査すると発表した検察との話し合いの結果、CLWは「安楽死パウダー」の手配を中止することにしました。

このような自己安楽死薬のニーズは大きいとはいえ、CLWは高すぎる目標を掲げ、焦りすぎたという声が関係者の間であがりました。

CLWはCLWで、厳しい管理のもと、このような安楽死薬の使用を試験的に認めてくれるように、二〇一六年に検察に申し入れたのが無視されていたと、検察に対して批判的。合法的に入手できる物質を、メンバーが個人的に共同購入して分配するのだから、自殺ほう助罪にはならないというのがCLWの揺るぎない見解。とはいえ、多数のメンバーが容疑者として捜査される可能性があるというのは受け入れられないので、やめることにしたという説明でした。

流れ星のように現れ、流れ星のように消えてしまった、自己安楽死パウダーでした。こうなったらまた違法でも外国から取り寄せるよ、というのがすぐ出てきた意見。

ＣＬＷが今後Ｘ剤とかかわらないと発表すると、七〇〇人がすぐ脱退。けれど新たに加入した人たちもいて、現在メンバーは二万三〇〇〇人。Ｘ剤の話が出る前と比べると八倍なので、Ｘ剤の宣伝効果は相当だったといえます。

それに検察の「脅し」が伝わると、同情寄付金が寄せられ、すでに前払いしていた人のなかで、支払った一八〇ユーロは払い戻さなくてよいと申し出る人が続出したそうです。

調査が始まってから三ヵ月後、検察によるＣＬＷの調査は終了しました。結論：ＣＬＷは自殺ほう助罪にふれることはしなかった。

ＣＬＷのカムバック

数年間おとなしくしていたＣＬＷですが、二〇二一年四月九日の全国紙に、再び賑々しく登場しました。

今度はＣＬＷのメンバー三〇人が、自殺ほう助を罪とし、信頼できる自死薬への合法的なアクセスを制限するのは、ヨーロッパ人権条約に反すると、国を訴えたのです。また彼らは、安らかに死ねる薬剤を合法的に入手できるようにすることも求めています。

健康そのもの、幸せいっぱいという印象を与える六一歳の原告ハンス・ペルテンブルフ。彼はまだ死ぬつもりはまったくないけれど、将来事情が変わったら、自己決定で、安らかに死にたい。医者に頼らずに、安らかな死をもたらす薬剤を合法的に入手したいし、それを手伝った人が罪に問われることがないようにすべきだ、という主張です。

やはり原告の一人であるマーチェ・ファン・デル・ブルッフの八六歳の母は、脳溢血後、話すこと以外まったく何もできなくなってしまいました。最終的には医師による安楽死が認められたとはいえ、そのプロセスと難しい「試験」が、母の苦しみを必要以上に長引かせたと、彼女は苦い思いを抱いていました。また母の安楽死が、実施した医師にとってもつらい体験であったことを間近に見て、それもショックでした。それで原告として名を連ねることにしたのです。子どもが悲惨な形で自殺したのがきっかけで、原告の仲間入りをした人もいます。

彼らは最近のドイツとオーストリア憲法裁判所による自殺ほう助に関する判決（第4章「安楽死を容認する国・州」参照）や、ヨーロッパ人権条約や個人の自由を根拠にして、自殺ほう助（自死の援助）の合法化と致死薬の合法的な入手を要求しているわけです。

私がCLWのホームページをチェックした四月九日は、このアクションが始まった初日であるにもかかわらず、約三万人の賛同者が署名をしたという、誇らしげな知らせが掲載されていました。

リスクを伴いながらも、苦しむ患者を見捨てずに安楽死を実施してくれる自分たちの医師を守るために、一九七三年に設立されたNVVE（当初の名称は自発的安楽死協会、今日の名称は自発的生命の終結協会）。当時世界中でとんでもなくラディカルな組織と思われていたのですが、今や政府や医師会に助言するエスタブリッシュメント。

そんなNVVEに満足できなくなって、飛び出した人たちが始めたCLWですが、この数年でメンバー数が飛躍的に増えました。場合によっては仲間同士で助け合っても、医師のかかわらない、自己決定の死を求めるCLWは、果たしてオランダの新しいエスタブリッシュメント、新しい基準になるでしょうか。

これまで必要とされていた医師の心情は？　いくら要請に基づくとはいえ、患者の生命を終結するという、大きな精神的負担から解放されて、本来の使命である治療に専念できると喜んでいるのでしょうか。それとも患者の最期にまでかかわるからこそ、患者やその家族と運命共同体感をもつことができた、その機会を失うことを心のどこかで残念がっているのでしょうか。

いずれにせよ、オランダの安楽死事情が展開し続けることだけはたしかです。

おわりに

この世界って、本当に変わり続けるものだ。そう思わずにいられなかったのは、最終ゲラのチェックを終えてカバーデザインも決まったところで知った、二〇二一年五月六日のニュース。心臓死直後の心臓の鼓動を可能にする、「箱のなかの心臓（heart-in-a-box）」というそれほど大きくもない機械を使用することで、心臓死後の心臓移植が可能になったというのです。すでに数ヵ国で用いられたことがある方法だけれど、オランダでもこれで心臓を提供してもらった最初の患者が退院までこぎつけたというのが、ニュースの内容。

これならば、安楽死後の心臓提供に関する倫理的な問題が相当かたづくことになる。そして、『生きるための安楽死』というこの本のタイトルは、安楽死と向き合った本人だけでなく、臓器を提供してもらった人にも当てはまることになる。

でも、私自身にとっての「よき死」とは何なのだろう。

死ぬことを選ぶ個人の権利が問題というわけじゃないの。そうするためにお医者さんの援助を望むことが問題なのよ。

おおよそこういう内容のことを、もっと立派な言葉で、ある偉い先生がお書きになりました。フーン、そうか、ほんとうにそうだよね。と、思わずにいられませんでした。

そして次に思い浮かんだのは、オランダ在住が長い、熊本県出身のある人が話してくれたこと。

「私のおばあちゃんは、あるとき『もう私は食べません』と言って、ずっと寝たきりになったんですよ。家族の者は順番で傍らにいて、ときどき話しかけてあげたりするだけで、別にお医者さんを呼ぶとか、薬だ、病院だなんて騒いだりしなかったと思います。おばあちゃんは、そんなふうに私たちの間にいて、あるとき、ふっと亡くなっていたんです。そういうのって、当時田舎ではめずらしくなかったんですよ」

なんとクラシックな死。なんと人間的な死。

安楽死パウダー、意思宣言書、自死コンサルタント、審査委員会なんていらない、こういう死っていいな。

願わくは私の精神力が、そのような生命の終焉を迎えられるほど強いように。

2018.3.21.（https://www.nu.nl/binnenland/5187293/cooperatie-laatste-wil-moet-activiteiten-staken-wegens-onderzoek.html）
van Steenbergen, E.: Mensen met ‘voltooid leven’ rest het schaduwcircuit. NRC, 2018.3.26.（https://www.nrc.nl/nieuws/2018/03/26/mensen-met-voltooid-leven-rest-het-schaduwcircuit-a1597124）
van Steenbergen, E.: Zeven vragen over voltooid leven, de wet en de middelen. NRC, 2018.5.17.（https://www.nrc.nl/nieuws/2018/05/17/zeven-vragen-over-voltooid-leven-de-wet-en-de-middelen-a1603315）
Enthoven, L.: Dat justitie al onze 23.000 leden wegzet als criminelen doet zeer. Relevant, 2018.5.（https://www.nvve.nl/files/9115/2585/0024/Relevant_2018-2.pdf）
CLW niet langer verdacht bij OM: onderzoek gestopt. Coöperatie Laatste Wil, 2018.7.20.（https://laatstewil.nu/clw-niet-langer-verdacht-bij-om-onderzoek-gestopt/）

CLW のカムバック

Orkun, A., van de Wier, M.: Hans Peltenburg（61）stapt naar de rechter: hij wil zelf kunnen bepalen wanneer hij sterft. Trouw, 2021.4.9.（https://www.trouw.nl/zorg/hans-peltenburg-61-stapt-naar-de-rechter-hij-wil-zelf-kunnen-bepalen-wanneer-hij-sterft~b411f429/?utm_source=browser_push&utm_medium=push&utm_campaign=stdc_trhttps://laatstewil.nu/）
Effing, M.: Anderen dachten dat ze beter wisten wat goed voor mijn moeder was. Maar zij zei: ik wil naar huis en dan wil ik dood. de Volkskrant, 2021.4.9.（https://www.volkskrant.nl/nieuws-achtergrond/anderen-dachten-dat-ze-beter-wisten-wat-goed-voor-mijn-moeder-was-maar-zij-zei-ik-wil-naar-huis-en-dan-wil-ik-dood~bdaedfa4/）

【おわりに】

Artsen: nieuwe machine voor harttransplantatie kan tientallen levens redden. RTL Nieuws, 2021.5.6.（https://www.rtlnieuws.nl/nieuws/nederland/artikel/5229135/nieuwe-machine-levens-redden-harttransplantatie-donor）
甲斐，前掲書（2015）
Vrijheid van sterven: Meerjarenbeleidsnota NVVE. NVVE, 2017.3.25.（https://nvve.nl/files/5914/9476/9797/Beleidsnota_NVVE_25-3-2017.pdf）

X剤の略歴

van Walsum, S.: Poedereuthanasie: volgens sommigen een gevaar, volgens anderen een opluchting. de Volkskrant, 2017.9.28.（https://www.volkskrant.nl/wetenschap/poedereuthanasie-volgens-sommigen-een-gevaar-volgens-anderen-een-opluchting~b51708be/）

van Walsum, S.: Poedereuthanasie Drie dilemma's van een legaal zelfdodingsmiddel. de Volkskrant, 2017.9.28.（https://www.canonsociaalwerk.eu/1991_meerdere_wegen_uitgang/2017-09-28_Volkskrant-POEDEREUTHANASIE.pdf）

Enthoven, L.: Wij maken zelfdoding niet makkelijker, wel waardiger. Relevant, 2017.11.（https://www.nvve.nl/files/8115/1083/9081/Relevant_2017-4.pdf）

De pil van Drion bestaat. NVVE Nieuws, 2017.12.1.（https://www.nvve.nl/actueel/nieuws/de-pil-van-drion-bestaat#:~:text=De%20Pil%20van%20Drion%20bestaat%2C%20was%20donderdag%2030%20november%20de,met%20het%20OM%20wel%20aan）

Hoge Raad bevestigt arrest Brongersma: levensmoeheid geen rechtsgeldig reden voor euthanasie. Recht nl, 2017.12.29.（https://www.recht.nl/nieuws/gezondheidsrecht/archief/10814/hoge-raad-bevestigt-arrest-brongersma-levensmoeheid-geen-rechtsgeldige-reden-voor-hulp-bij-zelfdoding/）

Hoge Raad bevestigt arrest Brongersma: levensmoeheid geen rechtsgeldig reden voor euthanasie. Recht nl, 2017.12.29.（https://www.recht.nl/nieuws/gezondheidsrecht/archief/10814/hoge-raad-bevestigt-arrest-brongersma-levensmoeheid-geen-rechtsgeldige-reden-voor-hulp-bij-zelfdoding/nieuwe stap naar zelf-euthanasie）

Vrijheid van sterven: Meerjarenbeleidsnota NVVE. NVVE, 2017.3.25.（https://nvve.nl/files/5914/9476/9797/Beleidsnota_NVVE_25-3-2017.pdf）

van Steenbergen, E.: Praktijk 'zelf-euthanasie' heeft de politiek opeens ingehaald. NRC, 2018.2.9.（https://www.nrc.nl/nieuws/2018/02/09/praktijk-zelf-euthanasie-heeft-politieke-discussie-opeens-ingehaald-a1591739）

19 歳の女の子の自殺

Akinci, O.: Ximena（19）kon dat poeder wel erg makkelijk kopen. Trouw, 2018.3.10.（https://blendle.com/i/trouw/ximena19-kon-dat-poeder-wel-erg-makkelijk-kopen/bnl-trn-20180310-9389494）

Margriet, O.: De verkopers van het zelfmoordpoeder kunnen dit helemaal niet aan. de Volkskrant, 2018.3.15.（https://www.volkskrant.nl/nieuws-achtergrond/de-verkopers-van-het-zelfmoordpoeder-kunnen-dit-helemaal-niet-aan~b43bd16f/）

まぼろしのX剤

Coöperatie Laatste Wil moet activiteiten staken wegens onderzoek OM. NU.nl,

wetsvoorstel-voltooid-leven-gaat-indienen）
スイスへの旅路
van de Wier, M.: Wie levensmoe is, kan sterven in Zwitserland: weinig wetgeving, amper controle. Trouw, 2021.1.7.（https://www.trouw.nl/verdieping/wie-levensmoe-is-kan-sterven-in-zwitserland-weinig-wetgeving-amper-controle~b70d7525/#:~:text=Zelfdoding%20in%20Zwitserland-,Wie%20levensmoe%20is%2C%20kan%20sterven,Zwitserland%3A%20weinig%20wetgeving%2C%20amper%20controle&text=Voorheen%20was%20Zwitserland%20weinig%20interessant,ook%20in%20Nederland%20euthanasie%20krijgen）

van de Wier, M.: In Zwitserland loopt nu een eenvoudige route naar de dood. Trouw, 2021.1.8.（https://www.trouw.nl/buitenland/in-zwitserland-loopt-nu-een-eenvoudige-route-naar-de-dood~b54a473d/#:~:text=De%20nieuwe%20organisatie%20Pegasos%20maakt,van%20de%20Zwitserse%20regels%20op）

van de Wier, M.: De laatste reis van Kees Kentie: in Zwitserland gaat zijn doodswens eindelijk in vervulling. Trouw, 2021.1.8.（https://www.trouw.nl/binnenland/in-zwitserland-gaat-de-doodswens-van-kees-kentie-eindelijk-in-vervulling~bd2ee5f5/）
曖昧でない国の民の曖昧な死の願望
Resultaten PERSPECTIEF-onderzoek naar ouderen met een doodswens aangeboden. ZonMW, 2020.1.30.（https://www.zonmw.nl/nl/actueel/nieuws/detail/item/resultaten-perspectief-onderzoek-naar-ouderen-met-een-doodswens-aangeboden/）

de Koning, P., van den, D.: Duizenden 55-plussers hebben ‘complexe en veranderlijke doodswens’. NRC, 2020.1.30.（https://www.nrc.nl/nieuws/2020/01/30/doodswens-is-vaak-niet-definitief-a3988727）

van den Dool, P.: Práát met mensen over hun wens om te sterven. NRC, 2020.1.30.（https://www.nrc.nl/nieuws/2020/01/30/praat-met-mensen-over-hun-wens-om-te-sterven-a3988728）

van Roessel, A.: Doodswens. De Groene Amsterdammer, 2020.2.5.（https://www.groene.nl/artikel/doodswens）

Keizer, B.: *Het refrein is hein*. SUN, 2003.
「最後の意思組合」と自己安楽死パウダー
Wiegant, E.: Strategische verkenning NVVE: euthanasie uit strafrecht. Relevant, 2016.1.（https://www.nvve.nl/files/3814/5380/6624/Relevant_2016-1.pdf）

van Dam, H.: Niet tornen aan autonome route naar de dood. Relevant, 2016.1.（https://www.nvve.nl/files/3814/5380/6624/Relevant_2016-1.pdf）

（https://jbpress.ismedia.jp/articles/-/5671）

【第8章　死の脱医療化と自律志向】

変化する「安らかな死」の性質

Onwuteaka-Philipsen et al.: *op.cit.*（2017）
van Wees, K.: Tien tips voor een soepel verlopend euthanasietraject: Een blakende gezondheid veinzen. Relevant, 2014.10.（https://www.nvve.nl/files/3614/1404/8691/Relevant_2014-4.pdf）
van Turnhout, M.: Dilemma's in de zorg: moet ik straks mijn eigen dood regelen? Trouw, 2018.12.31.（https://www.trouw.nl/nieuws/dilemma-s-in-de-zorg-moet-ik-straks-mijn-eigen-dood-regelen~bb91d6e8/）
Vrijheid van sterven: Meerjarenbeleidsnota NVVE. NVVE, 2017.3.25.（https://nvve.nl/files/5914/9476/9797/Beleidsnota_NVVE_25-3-2017.pdf）
Blanken, H.: *Beginnen over het einde: over euthanasie bij dementie.* De Correspondent, 2019.
van Walsum, S.: Australische arts Nitschke werkt aan een 'euthanasiekist' en doet dat in Nederland. de Volkskrant, 2017.12.14.（https://www.volkskrant.nl/wetenschap/australische-arts-nitschke-werkt-aan-een-euthanasiekist-en-doet-dat-in-nederland~b4900668/）
Hoge Raad bevestigt arrest Brongersma: Levensmoeheid geen rechtsgeldig reden voor euthanasie. Recht.nl, 2002.12.24.（https://www.recht.nl/nieuws/gezondheidsrecht/archief/10814/hoge-raad-bevestigt-arrest-brongersma-levensmoeheid-geen-rechtsgeldige-reden-voor-hulp-bij-zelfdoding/）

死の脱医療化への動き

シャボット，前掲書（2014）
Huisman, C.: Ook Hoge Raad veroordeelt man die, moeder hielp bij levenseinde; half jaar voorwaardelijk. de Volkskrant, 2019.4.16.（https://www.volkskrant.nl/nieuws-achtergrond/ook-hoge-raad-veroordeelt-man-die-moeder-hielp-bij-levenseinde-half-jaar-voorwaardelijk~bd38f1fd/#:~:text=bij%20zelfdoding%20moeder-,Ook%20Hoge%20Raad%20veroordeelt%20man%20die,bij%20levenseinde%3B%20half%20jaar%20voorwaardelijk&text=Heringa%20krijgt%20een%20half%20jaar,van%20zijn%20（stief）moeder）

複合老年症候群とは

シャボット，前掲書（2014）

「完了した人生法」

NVVE: goed dat D66 wetsvorstel 'Voltooid Leven' gaat indienen. NVVE Nieuws, 2019.9.2.（https://www.nvve.nl/actueel/nieuws/nvve-goed-dat-d66-

euthanasie-niet-meer-aandoen~b8924e55/)
Aanpassing Euthanasie Code 2018 en oordeel euthanasie bij vergevorderde dementie na arrest Hoge Raad. RTE Nieuwsbericht, 2020.11.20. (https://www.euthanasiecommissie.nl/actueel/nieuws/2020/11/20/aanpassing-euthanasiecode-2018-en-oordeel-euthanasie-bij-vergevorderde-dementie-na-arrest-hoge-raad#:~:text=Bij%20euthanasie%20te%20verlenen%20aan,de%20euthanasie%20zal%20worden%20uitgevoerd)
Oordeel-patiënt wilsonbekwaam-voortgeschreden dementie. RTE Nieuwsbericht, 2020.11.20. (https://www.euthanasiecommissie.nl/actueel/nieuws/2020/11/20/aanpassing-euthanasiecode-2018-en-oordeel-euthanasie-bij-vergevorderde-dementie-na-arrest-hoge-raad#:~:text=Bij%20euthanasie%20te%20verlenen%20aan,de%20euthanasie%20zal%20worden%20uitgevoerd)

セカンドオピニオン医師が拒否したケース

Effting, M.: Waarschuwing voor arts na euthanasie op 67-jarige demente vrouw. de Volkskrant, 2020.8.18. (https://www.volkskrant.nl/nieuws-achtergrond/waarschuwing-voor-arts-na-euthanasie-op-67-jarige-demente-vrouw~bec08841/)
Waarschuwing voor arts om euthanasie op demente vrouw. Trouw, 2020.8.18. (https://www.trouw.nl/zorg/waarschuwing-voor-arts-om-euthanasie-op-demente-vrouw~bd125f0a/)
Weeda, F.: Inspectie weer kritisch over euthanasie bij dementia. NRC, 2020.8.19. (https://www.nrc.nl/nieuws/2020/08/19/inspectie-weer-kritisch-over-euthanasie-bij-dementie-a4009264)
Rozenmond, K.: Vervolg het Expertisecentrum Euthanasie, niet de individuele arts. de Volkskrant, 2020.8.24. (https://www.volkskrant.nl/columns-opinie/vervolg-het-expertisecentrum-euthanasie-niet-de-individuele-arts~bd854b0c/)
NVVE blij dat OM arts niet vervolgt na euthanasie. NVVE Nieuws, 2020.11.12. (https://www.nvve.nl/actueel/nieuws/nvve-blij-dat-om-arts-niet-vervolgt-na-euthanasie1)
Dokter Kees zoekend naar de wil van Willy. (https://www.filmmoment.nl/dokterkees/)

後期認知症と安楽死覚書

Tuchtrechter bevestigt belang wilsverklaring. NVVE Nieuws, 2020.8.18. (https://www.nvve.nl/actueel/nieuws/tuchtrechter-bevestigt-het-belang-van-de-schriftelijke-wilsverklaring-en-de-rol-van-naasten-bij-euthanasie-bij-gevorderde-dement)
坂元希美「『安楽死』は日本人に希望をもたらしてくれるのか─安楽死を求めてスイスに向かった日本人に肉薄したジャーナリスト」JB Press, 2019.6.17.

opinie/is-uitspraak-hoge-raad-over-euthanasie-bij-dementie-een-zegen-of-juist-een-misser~b88aa9ad/#:~:text=OpinieEuthanasie%2Duitspraak-,Is%20uitspraak%20Hoge%20Raad%20over%20euthanasie%20bij%20dementie%20een%20zegen,basis%20van%20een%20eerdere%20wilsverklaring）

私の心変わり

Vervolgde euthanasiearts doet voor het eerst haar verhaal: Ik zou het weer doen. Nieuwsuur, 2020.6.15.（https://www.youtube.com/watch?v=wg96pr_5xQ8）

Kema, H., Bijvank, C.N.: Vervolgde euthanasiearts doet voor het eerst haar verhaal: 'Ik zou het weer doen'. 2020.6.14.（https://nos.nl/nieuwsuur/artikel/2337237-vervolgde-euthanasiearts-doet-voor-het-eerst-haar-verhaal-ik-zou-het-weer-doen.html#:~:text=2020%2C%2016%3A00-,Vervolgde%20euthanasiearts%20doet%20voor%20het%20eerst%20haar%20verhaal,Ik%20zou%20het%20weer%20doen'&text=Marinou%20Arends%20had%20nooit%20gedacht,bij%20de%20hoogste%20Nederlandse%20rechter）

Effing, M.: Deze arts werd na een euthanasie beschuldigd van moord: 'De patiënte richtte zich ineens op. Ik dacht: wat gebeurt hier? de Volkskrant, 2020.10.23.（https://www.volkskrant.nl/mensen/deze-arts-werd-na-een-euthanasie-beschuldigd-van-moord-de-patiente-richtte-zich-ineens-op-ik-dacht-wat-gebeurt-hier~ba65b7f4/）

Arends: *op. cit.*（2020）

盛永審一郎著，ベイツ裕子編集協力『認知症患者安楽死裁判―事前意思表示書か「いま」の意思か』丸善出版，2020.

誰が舵をとるのか

Chabot, B.: Hoge Raad zet licht op groen voor doding diep demente ouderen. NRC, 2020.5.1.（https://www.nrc.nl/nieuws/2020/05/01/hoge-raad-zet-licht-op-groen-voor-doding-diep-demente-ouderen-a3998492#:~:text=Download%20als%20pdf-,Hoge%20Raad%20zet%20licht%20op%20groen%20voor%20doding%20diep%20demente,Raad%20onverteerbaar%2C%20betoogt%20Boudewijn%20Chabot）

Effing, M.: Regels voor euthanasie bij dementerenden worden verruimd. de Volkskrant, 2020.11.20.（https://www.volkskrant.nl/nieuws-achtergrond/regels-voor-euthanasie-bij-dementerenden-worden-verruimd~bfa23127/）

Blanken, H.: Mijn dood is niet van mij. de Groene Amsterdammer, 2018.6.27.（https://www.groene.nl/artikel/mijn-dood-is-niet-van-mij）

Effing, M.: Kohnstamm: We moeten een arts deze lijdensweg na euthanasie niet meer aandoen. de Volkskrant, 2020.11.20.（https://www.volkskrant.nl/nieuws-achtergrond/kohnstamm-we-moeten-een-arts-deze-lijdensweg-na-

患者と医師のジレンマ・リスト

シャボット，前掲書（2014）

Handreiking schriftelijk euthanasieverzoek: Publieksversie. Ministerie van Volksgezondheid Welzijn en Sport, 2015.（https://www.rijksoverheid.nl/documenten/brochures/2015/12/17/handreiking-schriftelijk-euthanasieverzoek-publieksversie

「コーヒー安楽死事件」

van der Meulen, L.: Euthanasie-arts voor de rechter: waarom juist deze zaak? Nieuwsuur, 2019.10.9.（https://nos.nl/nieuwsuur/artikel/2301148-euthanasie-arts-voor-de-rechter-waarom-juist-deze-zaak.html）

医師は消極的，国民は積極的

Onwuteaka-Philipsen et al.: *op.cit*.（2017）

van Steenbergen, E., Ritzen, G.: Artsen: dementerenden kunnen te eenvoudig euthanasie krijgen. NRC, 2017.2.9.（https://www.nrc.nl/nieuws/2017/02/09/artsen-tegen-euthanaseren-van-dementen-op-basis-van-wilsverklaring-a1545325）

「コーヒー安楽死事件」の判決

Weeda, F.: Rechter: euthanasie bij demente vrouw was zorgvuldig. NRC, 2019.9.11.（https://www.nrc.nl/nieuws/2019/09/11/rechter-euthanasie-bij-demente-vrouw-was-zorgvuldig-a3972991）

Hoge Raad bevestigt dat euthanasie ook mag bij vergevorderde dementie. NVVE Nieuws, 2020.4.21.（https://www.nvve.nl/actueel/nieuws/hoge-raad-bevestigt-dat-euthanasie-ook-mag-bij-vergevorderde-dementie）

van der Berg, J.: Hoogste rechter: arts die dementerende hielp met euthanasie niet strafbaar. de Volkskrant, 2020.4.21.（https://www.volkskrant.nl/nieuws-achtergrond/hoogste-rechter-arts-die-dementerende-hielp-met-euthanasie-niet-strafbaar~b5d028ba/#:~:text=NieuwsRechtszaak%20euthanasie-,Hoogste%20rechter%3A%20arts%20die%20dementerende%20hielp%20met%20euthanasie%20niet%20strafbaar,de%20Hoge%20Raad%20dinsdag%20geoordeeld）

Arends, M.: *Aangeklaagd voor euthanasie*. Wolf Publishers, 2020.

判決と矛盾するか，三規定

Rozemond, K.: Opinie: Euthanasie bij dementie was wëlonzorgvuldig. de Volkskrant, 2020.4.22.（https://www.volkskrant.nl/columns-opinie/opinie-euthanasie-bij-dementie-was-wel-onzorgvuldig~ba99ddad/）

Vis, T.: Is uitspraak Hoge Raad over euthanasie bij dementie een zegen, of juist een misser? de Volkskrant, 2020.4.23.（https://www.volkskrant.nl/columns-

自殺した子どもの親

Stichting Euthanasie in de Psychiatrie.（https://www.nvve.nl/stichting-euthanasie-de-psychiatrie）

Kluiver, B.: Heel langzaam kwam er een omslag: Jeanette Croonen stopt na twaalf jaar Stichting Euthanasie en Psychiatrie. Relevant, 2021. 2.（https://relevant.nvve.nl/relevant-2021-1/jeannette-croonen/）

自己安楽死した子どもの親

Versteegh, M.: Als je kind niet meer leven wil…. Relevant, 2020.12.（https://www.nvve.nl/files/8816/0708/3045/Relevant_04-2020.pdf）

Nath, G.: 33 opnames, 23 instellingen en toch niet de juiste hulp. De Standaard, 2019.6.8.（https://www.standaard.be/cnt/dmf20190607_04450024）

Versteegh, M.: Waarom zou ik door de achter-deur weg moeten? Relevant, 2018.2.（https://www.nvve.nl/files/5115/1751/5557/Relevant_2018-1.pdf）

死を語る若者たち

NVVE jaarverslag 2019.（https://themamagazine.nvve.nl/jaarverslag2019/welkom/）

Boveker, H.: Wat zijn de regels voor euthanasie bij jongeren die psychisch lijden? VICE, 2017.2.15.（https://www.vice.com/nl/article/3djnen/wat-zijn-de-regels-voor-euthanasie-bij-jongeren-met-psychische-problemen）

Bos, K.: Mogen jonge mensen kiezen voor de dood? Vraagt Vice in film over euthanasie. NRC, 2017.3.2.（https://www.nrc.nl/nieuws/2017/03/02/mogen-jonge-mensen-kiezen-voor-de-dood-vraagt-vice-in-film-over-euthanasie-7066807-a1548303）

Interview met psychiater Jim van Os over oude en nieuwe GGZ. PsychoseNet.（https://www.psychosenet.nl/video/jim-van-os-oude-en-nieuwe-ggz/）

Gewoon Gek. VPRO Tegenlicht, 2020.3.1.（https://www.vpro.nl/programmas/tegenlicht/kijk/afleveringen/2019-2020/Gewoon-Gek.htmlw）

Versteegh, M.: In een doodkist ‘proefliggen’ om praten over de dood uit te lokken: Wat jolig begon, werd vaak een serieus gesprek. Relevant, 2019.11.（https://www.hogeschoolrotterdam.nl/contentassets/e586234155e54797866b82ece97d1e0f/paginas-van-drukker-relevant-november-4-2019-spreads.pdf）

【第７章　後期認知症患者の安楽死】

意思宣言書の威力

Griffiths et al.: *op. cit*.（2008）

van Wees, K.: Achteruitgang dreigt in euthanasiepraktik. Relevant, 2018.11.（https://www.nvve.nl/files/1315/4261/5971/Relevant_2018-4.pdf）

maken. Relevant, 2020.12. (https://relevant.nvve.nl/relevant-2020-4/regeling-euthanasie-voor-kinderen/)

若者の安楽死

Pronk, I.: Arts moet alerter zijn op suïcide. Trouw, 2014.5.23. (https://www.trouw.nl/nieuws/arts-moet-alerter-zijn-op-suicide~b8c733fe/)

Paradox euthanasie en psychisch lijden: toenemende vraag, afnemende bereidheid. NVVE Nieuws, 2018.10.11. (https://www.nvve.nl/actueel/nieuws/paradox-euthanasie-en-psychisch-lijden-toenemende-vraag-afnemende-bereidheid)

Onwuteaka-Philipsen et al.: *op.cit.* (2017)

安楽死を要請した若い人たち

Hilhorst, M.: Als het echt niet meer gaat, hoef je niet alleen te sterven. Relevant, 2018.11. (https://www.nvve.nl/files/1315/4261/5971/Relevant_2018-4.pdf)

Vermeulen, M.: Aurelia Brouwers' laatste wens: het taboe rond euthanasie bij psychisch lijden doorbreken. de Volkskrant, 2018.2.3. (https://www.volkskrant.nl/wetenschap/aurelia-brouwers-laatste-wens-het-taboe-rond-euthanasie-bij-psychisch-lijden-doorbreken~b4545fde8/)

Wiegant, E.: Ik wil dat dit leven, vooral deze pijn, stopt. Relevant, 2018.11. (https://www.nvve.nl/files/1315/4261/5971/Relevant_2018-4.pdf)

Swart, E.: Ik wil het mijzelf niet langer aandoen: de laatste dagen van Marciano Pirson (28). Expertisecentrum Euthanasie, 2019.12.13. (https://expertisecentrumeuthanasie.nl/Interviews/ik-wil-het-mijzelf-niet-langer-aandoen/)

Mantel, A.: Marciano (28) kon niet meer verder leven. De Telegraaf, 2019.12. (https://www.telegraaf.nl/nieuws/1559384215/marciano-28-kon-niet-meer-verder-leven)

Aantal zelfmoorden onder jongeren en ouderen stijgt. Hart van Nederland, 2020.7.1. (https://www.hartvannederland.nl/nieuws/2020/aantal-zelfmoorden-onder-jongeren-en-ouderen-stijgt/#:~:text=Het%20aantal%20zelfmoorden%20onder%20jongeren,meisjes%20van%2021%20naar%2024)

Pothoven, N.: *Winnen of leren: Op jonge leeftijd (over) leven met PTSS: Depressiviteit, anorexia en zelfbeschadiging*. Boekscout, 2018.

van der Kaaden, A.M.: Noa wilde niet dood, ze wilde rust. NRC, 2019.12.9. (https://www.nrc.nl/nieuws/2019/12/09/noa-wilde-niet-dood-ze-wilde-rust-a3983233)

Enthoven, L.: Spreek met psychiatrisch patiënt over zijn doodswens. Relevant, 2017.11. (https://www.nvve.nl/files/8115/1083/9081/Relevant_2017-4.pdf)

NRC, 2017.4.11.（https://www.nrc.nl/nieuws/2017/04/11/euthanasiepatient-zou-vaak-een-geschikte-orgaandonor-kunnen-zijn-8087246-a1554125）
Een Vandaag: Orgaan donatie na Euthanasie, 2017.4.8.
Wiegant, E.: Orgaandonatie na euthanasie: Niet eenvoudig, maar het kán [soms] wel. Relevant, 2018.2.（https://www.nvve.nl/files/5115/1751/5557/Relevant_2018-1.pdf）
de Visser, E.: Martijn wilde na zijn euthanasie zijn organen doneren en moest leuren met zijn lichaam. de Volkskrant, 2020.1.3.（https://www.volkskrant.nl/mensen/martijn-wilde-na-zijn-euthanasie-zijn-organen-doneren-en-moest-leuren-met-zijn-lichaam~b5463d60/）

安楽死後の臓器提供の倫理課題

Bollen, J.A.M., van Heurn, L.W.E., Ysebaert, D. et al.: Orgaandonatie na euthanasie: juridische overwegingen en vraagstukken. Tijdschrift voor Gezondheidsrecht, 2019.（https://www.bjutijdschriften.nl/tijdschrift/TvGR/2019/2/TvGR_0165-0874_2019_043_002_002）
Orgaan- en weefseldonatie na euthanasie. Nederlands Transplantatie Stichting（NTS）.（https://www.transplantatiestichting.nl/donatie-transplantatie/orgaan-en-weefseldonatie-na-euthanasie）
Bollen: *op.cit*.（2019）

【第6章　若い人たちの安楽死】

子どもの安楽死の枠組み

Kieskamp, W.: Milou（10）overleed na een wekenlang sterfbed. Haar ouders pleiten dat artsen mogen ingrijpen 'Je wilt niet dat je kind zo moet lijden'. Trouw, 2020.10.13.（https://www.trouw.nl/leven/milou-10-overleed-na-een-wekenlang-sterfbed-haar-ouders-pleiten-dat-artsen-mogen-ingrijpen-je-wilt-niet-dat-je-kind-zo-moet-lijden~ba76fef4/）
Drenth, A.: LEVENSBEËINDIGING BIJ MINDERJARIGEN De toekomst van kinderen zonder toekomst. DOCPLAYER, 2014.6.25.（http://docplayer.nl/12944737-Levensbeeindiging-bij-minderjarigen-de-toekomst-van-kinderen-zonder-toekomst-annemieke-drenth-387306-masterscriptie-recht-van-de-gezondheidszorg.html）

年齢制限に関する議論

Remie, M.: Kinderartsen: euthanasie bij kinderen onder de 12 moet mogelijk worden. NRC, 2015.6.19.（https://www.nrc.nl/nieuws/2015/06/19/kinderarsten-kinderen-onder-de-12-moeten-om-euthanasie-kunnen-vragen-a1415396）
Minister wil euthanasie voor kinderen tussen 1 en 12 jaar met regeling mogelijk

【第５章　安楽死エキスパティーズセンターと臓器提供】
セカンドチャンスの場
Peters, M.: Levenseindekliniek heet voortaan Expertisecentrum Euthanasie. Relevant, 2019.11.（https://www.nvve.nl/files/1415/7502/1709/Relevant_4_-_2019.pdf）
2019: 22 procent meer hulpvragen. Expertisecentrum Euthanasie, 2020.2.7.（https://expertisecentrumeuthanasie.nl/2019-22-procent-meer-hulpvragen/）
精神疾患患者と安楽死
Oosterom, R.: De Levenseindekliniek heeft het te druk met psychiatrische patiënten. Trouw, 2017.6.2.（https://www.trouw.nl/nieuws/de-levenseindekliniek-heeft-het-te-druk-met-psychiatrische-patienten~b4d08a91/）
Oosterom, R.: Euthanasie binnen de eigen muren? De ggz twijfelt. Trouw, 2020.2.26.（https://www.trouw.nl/nieuws/euthanasie-binnen-de-eigen-muren-de-ggz-twijfelt~bb451e6a/）
新しい役割
Effing, M.: Aantal euthanasieverzoeken bij Levenseindekliniek stijgt met 15 procent. de Volkskrant, 2019.9.4.（https://www.volkskrant.nl/nieuws-achtergrond/aantal-euthanasieverzoeken-bij-levenseindekliniek-stijgt-met-15-procent~bfd39e68/）
Pleiter, S.: Feiten en cijfers: euthanasiezorg is een specialisme. Expertisecentrum euthanasie, spring 2020.（https://expertisecentrumeuthanasie.nl/app/uploads/2020/02/EE_feiten-en-cijfers_web.pdf）
安楽死後の臓器提供
Bollen, J.A.M.: *Organ donation after euthanasia: medical, legal and ethical considerations*. Maastricht University, 2019.（https://cris.maastrichtuniversity.nl/ws/portalfiles/portal/37537109/C6513_embargo.pdf）
Versteegh, M.: Donornieren functioneren prima na euthanasie. Relevant, 2020.2.（https://relevant.nvve.nl/relevant-2020-01/donornieren-functioneren-prima-na-euthanasie/）
Orgaandonatie na euthanasie kan vaker dan gedacht. Het komt echter nog niet veel voor. NVVE.（https://www.nvve.nl/informatie/euthanasie/euthanasiepraktijk/bijzondere-situaties/orgaandonatie-na-euthanasie）
在宅安楽死と臓器提供
de Visser, E.: Peter wilde euthanasie en ook zijn organen doneren. de Volkskrant, 2017.12.30.（https://www.volkskrant.nl/mensen/peter-wilde-euthanasie-en-ook-zijn-organen-doneren~b3589160/）
Voormolen, S.: Euthanasiepatiënt zou vaak een geschikte orgaandonor kunnen zijn.

2020.12.14.（https://www.jurist.org/news/2020/12/austria-constitutional-court-strikes-down-ban-on-assisted-death/）
宮下洋一『安楽死を遂げた日本人』小学館，2019.

医療の問題か，人権の問題か

タック，甲斐，前掲書（2009）
Griffiths et al.: *op. cit*.（2008）

日本の場合

井田良「日本の安楽死裁判」『学術の動向』11(6)：39–44, 2006.

日本における医療処置の差し控え・中止

「日本でも“認められた安楽死”がある？ 延命と死の自己決定を考える」shiRUto, 2019.5.24.（https://shiruto.jp/culture/1175/）
会田，前掲書（2011）

なぜオランダでは法制化以前から安楽死を実施できたのか

Griffiths et al.: *op. cit*.（2008）
山下，前掲書（2006）

判例か立法か

Lindhout, S.: Duitse euthanasiewet moet worden versoepeld, zegt hoogste rechter. de Volkskrant, 2020.2.26.（https://www.volkskrant.nl/nieuws-achtergrond/duitse-euthanasiewet-moet-worden-versoepeld-zegt-hoogste-rechter~b69891c3/）
Duitse uitspraak mooie aanleiding voor wetsherziening in Nederland. NVVE Nieuws, 2020.3.7.（https://www.nvve.nl/actueel/nieuws/duitse-uitspraak-mooie-aanleiding-voor-wetsherziening-nederland）
甲斐，前掲書（2015）
盛永審一郎「ドイツで始まるか，『ビジネスとしての安楽死』—また一歩進んだ，安楽死に向けての司法判断」JBPress, 2020.3.13.（https://jbpress.ismedia.jp/articles/-/59702）
Schuetze, C.F.: German court overturns ban on assisted suicide. The New York Times Digital, 2020.2.26.（https://www.nytimes.com/2020/02/26/world/europe/germany-assisted-suicide.html）
田中，前掲（2020）

各国の共通点

Griffiths et al.: *op. cit*.（2008）
Lewis, P.: Assisted dying: what does the law in different countries say? BBC News, 2015.10.6.（https://www.bbc.com/news/world-34445715）
甲斐克則，谷田憲俊責任編集『安楽死・尊厳死（シリーズ生命倫理学）』丸善出版，2012.

wp-content/uploads/2020/07/a041470e97661a823cadc6bc93e6ba37.pdf）
盛永審一郎監修『安楽死法―ベネルクス３国の比較と資料』東信堂，2016.
甲斐克則編訳『海外の安楽死・自殺幇助と法』慶應義塾大学出版会，2015.
Death with Dignity Acts. Death with Dignity.（https://www.deathwithdignity.org/learn/death-with-dignity-acts/）
About us. Death with Dignity National Center. Death with Dignity.（https://www.deathwithdignity.org/about/）
Houghton, K.: Getting a prescription to die remains tricky even as Aid-in-Dying bills gain momentum. Kaiser Health News, 2021.3.30.（https://khn.org/news/article/montana-medical-aid-in-dying-legal-gray-zone-reviving-legislation/）
Tegel, S.: Colombia just legalized euthanasia: here's why that's a big deal. The World, 2015.4.29.（https://www.pri.org/stories/2015-04-29/colombia-just-legalized-euthanasia-heres-why-thats-big-deal）
Griffiths et al.: *op. cit*.（2008）
Effing, M.: Wij hebben de pil van Drion al 20 jaar: geen enkel signaal van misbruik. de Volkskrant, 2016.7.5.（https://www.volkskrant.nl/nieuws-achtergrond/wij-hebben-de-pil-van-drion-al-20-jaar-geen-enkel-signaal-van-misbruik~bfd5f2ae/）
van de Wier, M.: Wie levensmoe is, kan sterven in Zwitserland: weinig wetgeving, amper controle. Trouw, 2021.1.7.（https://www.trouw.nl/verdieping/wie-levensmoe-is-kan-sterven-in-zwitserland-weinig-wetgeving-amper-controle~b70d7525/#:~:text=Zelfdoding%20in%20Zwitserland-,Wie%20levensmoe%20is%2C%20kan%20sterven,Zwitserland%3A%20weinig%20wetgeving%2C%20amper%20controle&text=Voorheen%20was%20Zwitserland%20weinig%20interessant,ook%20in%20Nederland%20euthanasie%20krijgen）
盛永審一郎「もう日本でも『生を保護する安楽死』という発想を―『生を保護する』ことは『死を引き延ばすこと』と同じではない」JBPress, 2021.4.7.（https://jbpress.ismedia.jp/articles/-/64787）
Jha, P.: New Zealand euthanasia: assisted dying to be legal for terminally ill people. BBC News, 2020.10.30.（https://www.bbc.com/news/world-asia-54728717）
Portugal's constitutional court blocks law decriminalizing euthanasia. Euronews, 2021.3.16.（https://www.euronews.com/2021/03/16/portugal-s-constitutional-court-blocks-law-decriminalising-euthanasia）
Spain passes law allowing euthanasia. BBC News, 2021.3.18.（https://www.bbc.com/news/world-europe-56446631）
Garg, R.: Austria Constitutional Court strikes down ban on assisted death. Jurist,

一筋縄ではいかないキリスト教との関係

Pastorale handreiking: *Euthanasie: Zin en begrenzing van het medisch handelen*. Boekencentrum, 1972.

de Lange, F.: Verschuivingen in het kerkelijk spreken-verschuivingen in het euthanasiedebat.（http://home.kpn.nl/delangef/arteuthanasie.htm）

Boer, T.A.: Een theologisch perspectief. In: Lieverse, P.J.: *Dood gewoon?: perspectieven op 35 jaar euthanasie in Nederland*. Buijten & Schipperheijn, 2005.

Boer, T.A.: Euthanasie: de regel achter de uitzondering. *Theologia Reformata* 45（2）: 126-144, 2002.

Boer, T.A.: Euthanasia, ethics and theology: a Dutch perspective. *De Gruyter Open RES* 6, 2014.（doi: 10.2478/ress-2014-0116）

死刑，妊娠中絶と安楽死

Doodstraf in Nederland. WIKIPEDIA De vrije encyclopedie.（https://nl.wikipedia.org/wiki/Doodstraf_in_Nederland）

Abortus in Nederland-een roerige geschiedenis. Historiek, 2021.1.8.（https://historiek.net/abortus-nederland-geschiedenis/4642/）

Nederlandse Abortuswet（1984）. Historiek, 2018.10.8.（https://historiek.net/nederlandse-abortuswet-1984/4643/）

Abortus in Nederland. WIKIPEDIA De vrije encyclopedie.（https://nl.wikipedia.org/wiki/Abortus_in_Nederland）

Moonen, L., Kloosterman, R.:Opvattingen over euthanasie. 2019, CBS.（https://www.cbs.nl/nl-nl/achtergrond/2019/47/opvattingen-over-euthanasie）

「妊娠中絶法」が「安楽死法」に与えた影響

Griffiths et al.: *op. cit*.（2008）

ペーター・タック，甲斐克則編訳『オランダ医事刑法の展開―安楽死・妊娠中絶・臓器移植』慶應義塾大学出版会，2009.

透明性と検証可能性の追求

Kennedy, J.: *op. cit.*（2002）

シャボット，前掲書（2014）

【第４章　安楽死の国際比較】

安楽死を容認する国・州

Ashford, J.: Countries where euthanasia is legal. The Week, 2019.8.28.（https://www.theweek.co.uk/102978/countries-where-euthanasia-is-legal）

Spanje en Portugal hebben（bijna）een euthanasiewet. NVVE-nieuws-RELEVANT, 2020.2.（https://relevant.nvve.nl/relevant-20202/nvve-nieuws/）

田中美穂「世界の安楽死概観 Ver.2」2020.（http://www.cape.bun.kyoto-u.ac.jp/

生命を短縮する可能性のある医療処置
Griffiths et al.: *op. cit*. (2008)
Norwood: *op.cit*. (2009)
山下邦也『オランダの安楽死』成文社，2006.
日本とオランダの違い
Onwuteaka-Philipsen, B., Legemaate, J., van der Heide, A. et al.: Derde evaluatie Wet toesting levensbeëindiging op verzoek en hulp bij zelfdoding. ZonMW, 2017.
家庭医の存在
van der Heide, A., van Delden, J., Onwuteaka-Philipsen, B.: Medische beslissingen rond het levenseinde. *Huisarts en Wetenschap* 61: 31–33, 2018. (https://repub.eur.nl/pub/106155)
日本でも安楽死をめぐる議論を深めるべきか
坂元希美「『安楽死』は日本人に希望をもたらしてくれるのか—安楽死を求めてスイスに向かった日本人に肉薄したジャーナリスト」JB Press, 2019.6.17. (https://jbpress.ismedia.jp/articles/-/56712)
「インタビュー連載『安楽死を問う』⑤　安楽死『先進国』オランダから見た日本は　逆に生きる勇気になることも　現地在住のシャボットあかねさん」47NEWS, 2020.9.4. (https://www.47news.jp/5191100.html)
「患者の思い尊重することから—オランダ在住のライター兼通訳・シャボットあかねさん」神戸新聞 NEXT，2020.9.20. (https://www.kobe-np.co.jp/rentoku/toktok/202009/0013712972.shtml)

【第３章　安楽死の倫理と「安楽死法」】
1960 年代が分かれ目
Kennedy, J.: *Een weloverwogen dood: Euthanasie in Nederland*. Bakker, 2002. (https://www.canonsociaalwerk.eu/2002_euthanasiewet/2002%20Kennedy%20weloverwogen%20dood%20OCR%20C.pdf)
新しい医療倫理の登場
van den Berg, J.H.: *Medische Macht en Medische Ethiek*. Callenbach, 1969.
Sporken, P.: *Voorlopige diagnose: inleiding tot een medische ethiek*. Ambo, 1969.
van Till-d'Aulnis de Bourouill, H.A.H.: *Medisch-juridische aspecten van het einde van het menselijk leven*. Kluwer, 1970.
「ポストマ事件」
シャボットあかね『自ら死を選ぶ権利—オランダ安楽死のすべて』徳間書店，1995.
シャボット，前掲書（2014）

Elings, M.: Alex tikt op mijn iPad: Ik wil dood. Relevant, 2016.10.（https://www.nvve.nl/files/6814/7696/4202/Relevant_2016-4.pdf）

【第２章　オランダの安楽死制度】

死について，真剣に話し合えるか

「京都 ALS 女性嘱託殺人事件，２容疑者を送検」京都新聞電子版，2020.7.24.（https://www.kyoto-np.co.jp/articles/-/314861）

「SNS で死の密約，逮捕の医師『訴追されないならお手伝いしたい』京都ネット安楽死事件」京都新聞電子版，2020.7.24.（https://www.kyoto-np.co.jp/articles/-/314660）

「京都ネット安楽死事件，４要件を逸脱　ALS 女性は死期迫らず，違法判断」京都新聞電子版，2020.7.24.（https://www.kyoto-np.co.jp/articles/-/314648）

「致死量の鎮静薬を胃ろうから投与か　ALS 女性嘱託殺人事件で容疑者ら　警察が入手経路捜査」京都新聞電子版，2020.7.25.（https://www.kyoto-np.co.jp/articles/-/314987）

「安楽死の対価はいくら？　逮捕の医師，ネット投稿　ALS 患者嘱託殺人事件」京都新聞電子版，2020.7.23.（https://www.kyoto-np.co.jp/articles/-/315250）

「ALS 患者を嘱託殺人疑い，医師２人逮捕　SNS で安楽死依頼か，100 万円以上授受も」サンスポ，2020.7.23.（https://www.sanspo.com/geino/news/20200723/tro20072321320002-n1.html）

「『ドクターキリコになりたい』嘱託殺人容疑の医師投稿」朝日新聞デジタル，2020.7.27.（https://www.asahi.com/articles/ASN7W3DWKN7VPLZB01W.html?iref=pc_rellink_01）

「ALS 嘱託殺人，謎残る医師２人の関係と役割　大久保なのに山本かたり SNS？報酬送金先も不可解」京都新聞電子版，2020.8.7.（https://www.kyoto-np.co.jp/articles/gallery/319585?img=https://kyoto-np.ismcdn.jp/mwimgs/7/8/150m/img_78c34a598acfd1752687d9c1fbccccc3151020.jpg）

「ALS 患者 タンゴレオの挑戦―安楽死を認めて！」（林優里ブログ）2018.5.3～2019.7.28.（https://ameblo.jp/tango522/entry-12400594847.html）

会田薫子『延命医療と臨床現場―人工呼吸器と胃ろうの医療倫理学』東京大学出版，2011.

安楽死の種類

Griffiths, J., Weyers, H., Adams, M.: *Euthanasia and law in Europe*. Hart Publishing, 2008.

シャボット，前掲書（2014）

松田純『安楽死・尊厳死の現在―最終段階の医療と自己決定』中公新書，2018.

参考文献・ウェブサイト

【はじめに】

Regionale toetsingscommissies euthanasie: Jaarverslag 2019.（https://www.euthanasiecommissie.nl/uitspraken/jaarverslagen/2019/april/17/index）

【第１章　生きるための安楽死】

安楽死のおかげで金メダル

Huyghebaert, P.: Rolstoelatleet Marieke Vervoort（40）is overleden na euthanasie. vrt NWS, 2019.10.22.（https://www.vrt.be/vrtnws/nl/2019/10/22/rolstoelatlete-marieke-vervoort-40-is-overleden/）

Ouders Marieke Vervoort: Het is goed dat euthanasie bestaat. Het Laatste Nieuws, 2019.10.27.（https://www.hln.be/showbizz/tv/ouders-marieke-vervoort-het-is-goed-dat-euthanasie-bestaat~a88a5bae/?referer=https%3A%2F%2Fnl.search.yahoo.com%2F）

De laatste momenten van Marieke（Wielemie）Vervoort + foto's en 3 video's. HOLEBI. INFO, 2019.10.24.（https://holebi.info/phpnews/kortnews.php?action=fullnews&id=17989）

ドリオンのピル

シャボットあかね『安楽死を選ぶ―オランダ・「よき死」の探検家たち』日本評論社，2014.

対話の大切さ

Norwood, F.: *The maintenance of life: Preventing social death through euthanasia talk and end-of-life care: Lessons from the Netherlands*. Carolina Academic Press, 2009.

シャボット，前掲書（2014）

Documentaire Contact: sterfbed in close-up voor artsen in opleiding. Relevant, 2020.5.（https://abrandnewstory.nl/wp-content/uploads/2020/04/Contact-a-brand-new-story.pdf）

Onze Nieuwe DREMPEL, over Leven met sterven. Landelijk Expertisecentrum Sterven.（https://landelijkexpertisecentrumsterven.nl/）

Medicus & mens rondom het sterven. Landelijk Expertisecentrum Sterven.（https://landelijkexpertisecentrumsterven.nl/video-onderwijsmodule/#:~:text=De%20documentaire%20CONTACT%20(40%20min,proces%20van%20stervensbegeleiding%20te%20stimuleren）

シャボットあかね（Jeanette A. Taudin Chabot）

1947年東京生まれ。父アメリカ人、母日本人。国籍オランダ。ワシントン大学およびピュージェットサウンド大学で修士号取得後、東京教育大学大学院で日本文学研究。1974年からオランダ在住。現在通訳、コーディネート、執筆業。著書に『安楽死を選ぶ―オランダ・「よき死」の探検家たち』『オランダ発ポジティヴヘルス―地域包括ケアの未来を拓く』（いずれも日本評論社）、『自ら死を選ぶ権利―オランダ安楽死のすべて』（徳間書店）などがある。

生《い》きるための安楽死《あんらくし》　オランダ・「よき死《し》」の現在《げんざい》

2021年6月15日　第1版第1刷発行

著　者――シャボットあかね
発行所――株式会社 日本評論社
　〒170-8474　東京都豊島区南大塚3-12-4
　電話 03-3987-8621（販売） -8598（編集） 振替 00100-3-16
印刷所――港北出版印刷
製本所――井上製本所
装　画――松栄舞子
装　幀――臼井新太郎装釘室
検印省略

ISBN 978-4-535-98504-9　Printed in Japan